病从寒中来

（日）石原结实/著　　李冬雪/译

科学技术文献出版社
SCIENTIFIC AND TECHNICAL DOCUMENTATION PRESS
·北京·

图书在版编目（CIP）数据

病从寒中来 / (日) 石原结实著 ; 李冬雪译. -- 北京 : 科学技术文献出版社, 2016.12
(2019.3重印)
ISBN 978-7-5189-2292-5

I.①病… II.①石… ②李… III.①体温－关系－健康 IV.①R161

中国版本图书馆CIP数据核字(2017)第005616号

著作权合同登记号 图字：01-2016-9551号
中文简体字版权专有权归北京双螺旋文化交流有限公司所有
TAION WO ICHIDO AGEREBA JINSEI GA KAWARU BYOKI GA NAOUR
By ISHIHARA Yuumi copyright© 2017 ISHIHARA Yuumi
Originally published in Japan by CHIKYU-MARU，Tokyo
Chinese(in simplified character only)translation rights arranged with CHIKYU-MARU，Japan
Through THE SAKAI AGENCY and BEIJING INTERNATIONAL RIGHTS AGENCY CO.,LTD
All rights reserved

病从寒中来

策划编辑：田文正　　责任编辑：周明理　　责任校对：赵　瑷　　责任出版：张志平

出 版 者　科学技术文献出版社
地　　址　北京市复兴路15号　邮编 100038
编 务 部　(010) 58882938，58882087（传真）
发 行 部　(010) 58882868，58882870（传真）
邮 购 部　(010) 58882873
销 售 部　(010) 63275378，63489791（传真）
官方网址　www.stdp.com.cn
发 行 者　科学技术文献出版社发行　全国各地新华书店经销
印 刷 者　固安县云鼎印刷有限公司
版　　次　2016年12月第1版　2019年3月第4次印刷
开　　本　787×1092 1/16
字　　数　130千
印　　张　10
书　　号　ISBN 978-7-5189-2292-5
定　　价　32.00元

目录
CONTENTS

提高体温，向疾病说再见

30 年前，日本只有 13 万名医生，现在，却激增到了 27 万人！按理说，我们比以前吃得更好了，穿得更好了，住得更好了……可疾病种类却更多了，生病人数也更多了。这到底是为什么呢？

30 多年前，日本患癌症死亡的人数，总共也只有 13 万 ~ 14 万，现在平均每年却增加到 30 万人以上，而且还在不断地增加。另外，我们现在每年患高血压的人数约有 6000 万，患高血脂的人数约有 3200 万，有糖尿病或有糖尿病隐患的人数约有 1600 万，患痛风的人数约有 50 万……不良生活习惯引发疾病的人数急剧增加。

此外，因免疫系统出现异常，引发疾病的种类也在增加，如自身免疫疾病和过敏性疾病，像溃疡性大肠炎、克隆病、血小板减少性紫斑病等，这些都悄然无息地威胁着我们的健康，使我们的家园从迪士尼乐园变成了病魔乐园。

照实说，西医也一直致力于各种疾病的研究，研究的范围不仅包括五脏、身体组织、细胞，甚至已经涉及了遗传基因这一领域。医生们不分昼夜，一边熟练地进行高难度的作业，一边努力给患者提供最好的治疗。而且，现代医学在急救医疗和脏器移植等方面，已取得了丰硕的成果。但是，在刚才提到的那些慢性疾病的治疗上，医生们呕心沥血的努力却并没有得到相应的回报，个中原因似乎实在让人难以琢磨。为什么生活水平提高了，医学进步了，疾病种类和生病人数反而增加了？

其实问题恰恰出在这里，人类的生活水平提高了，医学进步了，我们就日益依赖上了物质的便利，而远离了自然。反观一下野生动物的世界，那里没有医院，没有医生，却没有看到哪只狐狸患了心肌梗塞突然瘫倒在地；我们也没有看到哪只狸猫得了脑卒中而导致半身不遂，拖着胳膊和腿走路；更没有看到过卧床不起的黄鼠狼和患了牙周炎而捂着腮帮子走路的猴子……野生动物们确实都很健康。偶尔生了病或受了伤，要么凭本能去寻找些草药来吃，要么就"少吃甚至不吃东西（节食）"，或者干脆就任由自己发烧，病反而会自然而然地好了。

这就是自然的力量，也是长时间以来被我们忽视了的自然治愈的力量。应该说，无论是动物界还是人类，自然治愈才是最值得提倡的健康途径。其中，接近自然的中草药等中医疗法，已逐渐被我们重视起来，但因种类繁多，用法复杂，一般都必须在医生的指导下，才能够很好地运用。而动物们凭借本能进行的"节食"和"发烧"自然疗法，却是人人轻松就能做到的。所以，从某种角度可以说，"节食"和"发烧"就是我们最好的医生。

50 年前，孩子们的平均体温都在 37℃ 左右，成人的平均体温在 36.5℃ ~ 36.8℃。近年来，由于交通工具的发达，吸尘器和洗衣机等家电产品的普及，人们的体力劳动明显不足，身体得不到充分活动；此外，我们为了预防高血压，开始大量减少盐分的摄入，可以说到了一个极端地步。不仅如此，懂得了更多健康知识的我们，为了预防脑血栓（脑梗塞、心肌梗塞）而补充过量的水分；电器化的高度发达，造成了无论是在办公室还是在家里，人们都已习惯大开冷气。快节奏似乎将洗澡也简略化了，人们不再在浴缸里泡澡，改成了淋浴……这一切的一切都无形中带来了一个结果——体温的降低。

于是，在这50年中，我们的体温降低了近1℃。据研究表明，体温降低1℃，免疫力会降低30%以上；相反，如果在正常体温的基础上体温提高1℃，免疫力会增强5～6倍。可以说体温的降低，妨碍了体内脂肪、糖、尿酸等废弃物的燃烧及排泄，引起高血脂、高血糖（糖尿病）、高尿酸血（痛风）等疾病，造成血管收缩，进而成为高血压等疾病的发病原因。

体温下降，免疫力降低，为自身免疫疾病、哮喘还有特异反应性皮炎等过敏性疾病的发病，埋下了隐患。在本书中出现的人物实例，都是通过他们的亲身体验，用摄取姜红茶、胡萝卜苹果汁等阳性食品，以步代车，多活动，多走路，多做运动，坚持养成用热水泡澡、泡脚的好习惯等方法让身体暖和起来，减轻并治愈了心脏病、抑郁症、癌症、肥胖症等。这些顽疾之所以能够被克服，都是因为随着体温的升高，人体免疫力增强的缘故。

如果我们常年为疾病所累，忽然之间可以不再为病痛所苦，那么我们今后的人生自然会更加光明。大家知道，不管是谁，多数情况下，可能都会在上午感觉情绪不振，身体状况不佳，一到下午，情绪、身体状况就会越来越好。患抑郁症的人也是在上午的时候症状会很明显，到了下午，心情会一点点变好。由此我们可以得知，体温确实影响着我们的身心。

一天当中体温最低的时候是凌晨3点到5点，这一时间段是死亡高峰期。哮喘、变异性狭心症的发作，失眠症患者的早醒，也容易发生在这个时间段里。从这一时段开始，身心的状况会一点点变好，直到下午3点到5点体温最高时达到顶峰。

抑郁症被看作是"心灵的感冒"，人们失去了热情，就会导致"心灵"生病。而与其相反，只有在人们满腔热情时，才有可能拥有坚强的心灵，才有可能摆脱抑郁的阴影。由这个引申开来，我们可以推断，体温上升不仅能治病，而且会促使心灵温度——热情的升温，使得人们能够积极向上。这样，充满无限希望的人生就会翩然而至。

衷心祝愿阅读本书的读者朋友，提高体温，同疾病说再见，踏上美好的人生之旅。

第一章

体温提高，让你的身体获得新生

成天为疾病提心吊胆的人生不算是真正的人生！

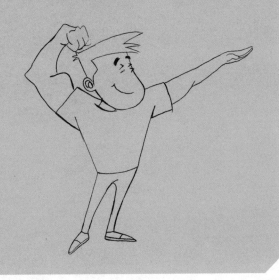

有100个人，就几乎有100种健康方面的烦恼。而医疗机构和医疗信息的庞杂使患者在饱受病痛折磨的同时还不得不忍受看病的痛苦。西药药物的滥用给病人的身体造成了严重的伤害，越来越多的人陷入药物副作用的恶性循环……

　　那么怎样才能改善身体状况，更加健康、美好地生活下去呢？人们在追求现代科技的同时却忽略了最简单的方法，正是因为我们忽略了那些简单的方法，身体状况才一直得不到改善，疾病才一直得不到治愈，最后吃遍健康食品，天天到医院串门，也依然改变不了现状。

身体不适的人，您的体温是不是太低了

街头巷尾，到处都是各种各样的健康方面的书籍，以及多得数不清的健康食品。表面上看来，好像是人们的健康意识提高了，实际上，这意味着人们对健康隐患的不安增加了。

有 100 个人，就几乎有 100 种健康方面的烦恼。现在的医疗，无论是西医还是中医，针对各种各样的疾病，分别采取对应措施，造成了医疗信息混乱的不良趋势。要是有人同时得了几种病，这个药也吃，那个药也吃；这个检查要做，那个检查也得做，姑且不说受疾病的折磨，光是看病就已经被折腾得精疲力竭了。

而且，现在关于各种疾病的信息泛滥，越来越多的人身体稍微有点不舒服，就像患了强迫症似的，疑心自己得了"某某病"。处于病因不明的亚健康状态，或是患了其他的难治之症，并为治疗而烦恼的人们当中，许多人都是一种治疗方法不行再换另一种，不停地更换，迫不得已地成为"看病的候鸟"。

但是，身体不适的症状、诸多疾病的病情，真的能就此得到改善吗？

不泡在药罐里，不成天吃健康食品，身体状况就不能好转吗？

答案是：NO！

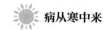

想要知道怎样才能改善身体状况，更加健康、美好地生活下去吗？方法极其简单，那就是：提高体温。

有人会想："真的这么简单就能办得到吗？"要知道，正是因为我们忽略了这么简单的方法，身体状况才一直得不到改善，疾病才一直得不到治愈，最后吃遍健康食品，天天到医院串门，也依然改变不了现状。

你每天都正常排便吗？你是否面临这样的问题呢——即使经常去健身房，平时限制卡路里的摄取，体重秤的指针还是稳稳地不见一丝波动，甚至有时反而会一点一点、一点一点地呈向右移动的趋势。你是否正在为头痛、耳鸣、心悸、气喘等症状感到烦恼呢？

最近少子化问题（编者按——日本近 20 年来出生率持续走低，政府鼓励多生多育，将目前生育减少的现象说成少子化，少子化问题已成为目前日本最严峻的社会问题之一）备受关注，有许多家庭因为不孕的问题而苦恼，女性的压力很大，即使花大笔金钱，长期坚持治疗不孕症，有的人也没有生出一男半女来。每年坚持做身体检查，严格按照医生的指示改变自己不良的生活习惯，但是却没有看到病情有一丝一毫的改善。长期处于这种苦恼下的人一定很多吧！

据我们的死因调查数据显示，排在首位的是癌症。相信很多人心里都对癌症检查惧怕不已，整天提心吊胆，就怕癌症哪一天不凑巧降临到自己的身上。威胁现代人的疾病数也数不清，高血压、脑梗塞、心肌梗塞、糖尿病……我们正在过着"与疾病比邻而居"的生活。

这是为什么呢？

有疾病、身体不适、亚健康等苦恼的朋友们，请量一量自己的体温，你的体温恐怕只有 35℃ 左右吧。

"低体温"是诸多疾病的根源

在现代，有很多因素导致人体体温降低，例如运动不足、过度饮用果汁和冰咖啡等冷饮、饮食过量等。可以说，正因为如此，患了亚健康等疾病的人才会变得这么多，而相应的，各种健康方面的信息以及健康食品才会如此泛滥。不管是癌症、脑梗塞、心肌梗塞、糖尿病、身体不适、亚健康状态，还是被称为"文明病"的肥胖症，抑或是被称为"心灵感冒"的抑郁症，所有这些疾病的根源都只有一个，那就是"低体温"。不需要分别给这些疾病起名字，我们总称它们为"低体温病"就行了。

起床后两小时以内，你的体温有多少度？来我的诊所的患者多数都是35℃左右。到诊所去的人，都是因为身体多少有点不舒服才去的，有很多人虽然自己觉得自己的身体很健康，但实际上体温很低，只有35℃左右。

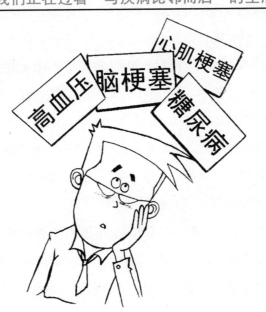

我们正在过着"与疾病比邻而居"的生活

以前，几乎没有人认识到正常体温下降的可怕之处。事实上，体温是"免疫之镜"，是人的生命活动的一个重要方面，免疫机能的状态就是通过体温直接表现出来的。有资料显示，体温下降1℃，抵抗疾病入侵的免疫力就会下降30%。简洁明了地说，体温下降，癌症及各种疾病的患病率就会增加。冬季感冒的人多，就是因为到了冬天，身体会变冷。身体变冷而引起的各种各样的异常状况，也容易促使心肌梗塞、脑梗塞及其他威胁生命的重症的频发。

关于体温下降而出现的各种症状，请参照"体温36.5℃以下出现的症状"一表（请参照第7页）。体温仅仅下降0.5℃，人体的生命活动就会显著减弱。人的身体是产生热量的发热体，所以，体温的微小波动都能关乎生死，其左右人的健康状况的程度，甚至超过人的想象。

体温上升1℃，免疫力增强5～6倍

如果体温上升，连被称为不治之症的癌症都无法向体温升高后的体内器官扩散。日本国立预防卫生研究所（现国立感染病研究所），曾以子宫癌细胞为对象做过实验，得出这样的报告：温度在39.6℃时癌细胞大量死去，而在这个温度下正常的细胞并不受影响。此外，很多事实也已经得到证明，体温上升到比正常体温高1℃时，免疫力就会增强5～6倍。

还有资料表明，在癌症的治疗方面，通过"柔和加温"的温热疗法来提高体温已经取得了一定的效果。

提高体温的好处，不仅在癌症等疾病的治疗方面有所体现，甚至在奥林匹克运动会等体育活动领域，也起到了非常积极的作用。

至于在日常生活中，提高体温会给我们的生活带了多么大的影响，这就更不用说了。整天笼罩在担心健康的阴影下，工作起来也没有一点效率。但是，如果体温上升了，工作效率会跟着提高，家庭生活也随之变得美满，你的人生势必将会朝着好的方向发生戏剧性的转变。这样的事情绝不仅仅是你的凭空想象。

"体温"是人体的根本。不要担心体重、血压、血液检查的结果，请先量一量自己的体温。

人体理想的体温是"36.5℃～36.8℃"。特别是"36.5℃"，可以

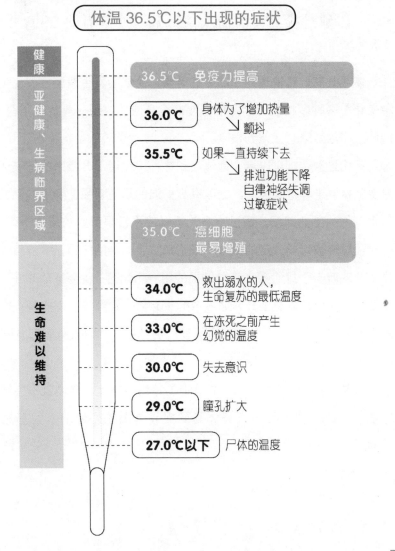

体温 36.5℃以下出现的症状

健康	
亚健康、生病临界区域	
生命难以维持	

36.5℃　免疫力提高

36.0℃　身体为了增加热量
↓ 颤抖

35.5℃　如果一直持续下去
↓ 排泄功能下降
自律神经失调
过敏症状

35.0℃　癌细胞
最易增殖

34.0℃　救出溺水的人，
生命复苏的最低温度

33.0℃　在冻死之前产生
幻觉的温度

30.0℃　失去意识

29.0℃　瞳孔扩大

27.0℃以下　尸体的温度

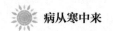

说是一个分水岭。低于这个温度，身体不适将会伴随你一生；高于这个温度，你的一生将丝毫不用担心健康问题，必将能够生龙活虎地活下去。你若想要随心所欲地活着，一定要保持 36.5℃ 的基本体温；想要谱写出一个绚丽多彩的人生的你，请把 36.5℃ 的体温作为你的努力目标。

通过提高体温而成功治病、瘦身者的心声

体温升高，在快达到 36.5℃ 的时候，身体会发生戏剧性的变化。这种变化是多种多样的，如身体变瘦，瘦身成功，便秘等症状不医而治，威胁生命的疑难杂症得到根除。

不论是谁，都可以真切地体会到这种"体温上升带来的健康成果"，只要坚持慢走等健身运动、摄取提高体温的阳性食品、晚上泡澡、早晨节食等好的生活习惯。通过节食，可以使平日里劳累的肠胃得以休息，同时让总是被胃肠分走的血液（细胞和脏器运转的能源，并能回收废弃物）能够游走于排泄器官等身体里的每一个角落，使全身都苏醒了。血液循环加快导致体温上升，血液中的废弃物开始燃烧。想瘦身，想让血液也变得"苗条"，这个世上的所有疗法当中，可以说只有节食一种可以办到。

体温上升，免疫力提高，血液中的污垢被净化，身体就不会被疾病打败。下面让我们看看亲身体验到提高体温的好处的人们都是怎么说的。

"提高体温的我重归大山，找回了简单、纯粹、真实的自我。"

——世界七大洲最高峰最年少的攀登纪录保持者 野口健

体温上升
肝功能正常化
体力气力恢复
重返高峰

恶劣的高原环境使身体千疮百孔

野口健在 25 岁时征服了七个大洲的最高峰，成为了成功攀登世界七大洲最高峰最年少的人。现在，他正积极参与环境保护活动，因为在珠穆朗玛峰、富士山等处开展回收垃圾的活动而广为人知。10 年间，他攀登喜马拉雅山达 33 次之多，每次攀登平均要花 2 个月左右的时间。海拔 8000 多米的珠穆朗玛峰环境极其艰苦，空气稀薄引起的高原反应和极度干燥引发的脱水症状时刻伴随着他，给他的身体造成了极大的伤害。

在珠穆朗玛峰，和他一起进行清扫活动的 3 个搬运工也由于使人陷入濒死状态的恶劣环境，下山后身体千疮百孔，每天的身体状况都很差。

野口说："由于氧气供给不足，导致脑的机能退化，过度寒冷导致血管收缩，血液循环变差，甚至肝功能都受到了损伤。下山的时候，真是面如土色，身上到处长满荨麻疹。身体极度疲乏，血液循环状态恶化的程度，令给我做检查的医生都非常震惊。我当时心里非常不安，身体状况这么差，不知什么时候才能再去登山，或许永远也登不了。"

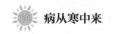

节食疗法让野口疲惫的身心放松下来

对于野口的身体状况，东京都知事也非常关心，将自己常去的疗养所介绍给他，并说："治疗血液循环差，清除血液污染，节食是最好的方法。"这是发生在 2003 年的事情。

野口在疗养所接受的节食治疗，每天喝数杯胡萝卜苹果汁，其间可以无限制地饮用姜红茶、焙制茶、红糖等。

"胡萝卜苹果汁比想象中的更耐饿，不吃其他东西也不会觉得饿。在疗养所疗养期间，每天必做的功课是：早晨到附近去散步，下午到体育馆做做运动出出汗，傍晚泡温泉，做桑拿，用浸过生姜汁的湿布盖在腹部和后背上，促进净化血液的器官——肝脏和肾脏等的活动。这样的生活大约持续 5 天以后，我非常惊讶地发现，尿的颜色变浓，呼出的气体变臭，唾液也变得黏稠，嘴里总是黏糊糊的，身上总是汗涔涔的。我亲眼看见自己身体里的污垢不断地被排出来。"

野口不仅进行艰苦的攀登活动，下山后还担任东京自然保护员，负责环境的保护和整顿，担任富士山自然保护员以及环境省（日本官方环保的机构）和东京都的委员，开办以自己的名字命名的环境学校，事务非常繁忙。可能由于始终处于紧张状态，野口平时的睡眠非常不好，很难进入熟睡状态，而节食期间却可以一觉睡到天亮。

"节食期间，脑中放射出 α 波，交感神经（自律神经中控制紧张情绪的神经）受到抑制，副交感神经（自律神经中控制放松情绪的神经）的活动加强，因此，我才能熟睡。而且节食最令我佩服的一点是：它不只令我的神经得到松弛，还能让我充满干劲，松弛而不倦怠，我的身体达到绝佳的状态。我一边休养着疲劳过度的身体，一边还能干劲十足，充满活力，连自己都非常惊讶。"

体温上升，健康之路更加广阔

持续节食一段时间，遍布全身的湿疹都消失了，感觉身体里的血液流得特别清爽。早晨一睁开眼睛，就有一种说不出的爽快感，不由自主地想"再去爬爬山"。

野口认识到了节食的好处，从疗养所出来之后，平日的早餐只喝胡萝卜苹果汁和姜红茶，实行早餐节食疗法。想彻底清扫体内垃圾的时候，中午只吃荞麦面做的面条，通过节食来重塑自己的身体。

"开始早餐节食疗法以后，与一日吃三餐时相比，饭菜变得格外香。我比以前更珍视每一顿饭，更加热爱食物。由于自己的体魄是建立在每天坚持不懈的努力之上的，我变得更加爱护自己的身体。"

"虽说要爱护自己的身体，但是我并没有成天神经质地担心这担心那。我对身体灌注了我的情感，温柔地、认真地、并且轻松地处理身体健康问题。我觉得这和我对大山的情感很相似，我能感觉到血液在身体里的各个角落的流动。我觉得身轻如燕，身上没有任何负担。我真切地感受到体温上升后，我这一生中能够做的事也增多了。"

登山包里放着生姜，继续挑战珠穆朗玛

从那以后，野口养成了一个习惯，登山之前必去疗养所，在那里将身体彻底净化，调整好身体状态，以便适应残酷的登山环境。另外，下山后，他坚持节食疗法，重新调整身体，消除疲劳，导出体内堆积的废弃物。

他还在登山用的背包里，放了大量从日本带的生姜。

"在严寒的珠穆朗玛，不管是上山也好，下山也好，提高体温都是必不可少的。即使在这种严寒的情况下，一喝生姜汤身体就会暖和，可以有效地防止气力和体力下降。"

险峻巍峨的山脉，关乎生死的严酷环境，野口明知道登山困难重重，却还是将攀上顶峰作为自己的目标，坚持到现在。他说一爬山就能找到真实的自我。

"登山，只有一个词来形容：危险！你要侧耳细听雪崩的声音，

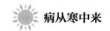
留心风的强度和走向，所以，登山的人经常是神经绷紧，处于崩溃的边缘。"

"可是，当我平安地迎来第二天的清晨，把脚伸出帐篷，清凉的空气一丝丝地浸入体内，耀眼的晨光笼罩全身，五官一片清明，身体机能立刻苏醒，感觉像是剥掉了一切多余的东西，找回了简单、纯粹、真实的自我，这有点像节食时的爽快感。"

体温上升，重归大山

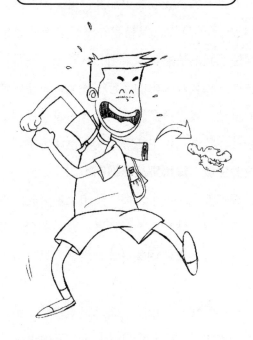

登山与漫步人生有一个共通之处。

"通过节食，原本认为无法做到的事，现在都已做到了。"

"我们要报答身体，就要开始节食疗法，清出体内的垃圾，与此相似，我们要报答大山，就要去把受到污染的大山清扫干净。大山让我认识到了生命的喜悦，为了它，我会坚持节食治疗，尽自己最大的努力，为后人留下不受一丝污染的充满希望的大山。"

野口健：1973 年生于美国波士顿。父亲是外交官，由于父亲工作的缘故，幼年时代在世界各国度过。读过已故冒险家植村直己氏的著作，受到很大的启发。16岁时，决定攀登世界七大洲的最高峰。从登山必要的资金筹集到各种需要办的手续，全都是自己一手操办。1993 年第三次挑战攀登珠穆朗玛峰，终于取得成功。之后，25 岁时，打破七大洲最高峰世界最少的攀登纪录。现在，一边在珠穆朗玛和富士山进行登山清扫活动，一边开办"野口环境学校"，致力于环境问题的研究。

"我想穿着那件白裙子，让大家看看彻底告别癌症，重获新生的自己。"

——子宫癌康复者　石关七重

体温上升
癌症好转

极度虚弱的先天体质罹患癌症并复发

石关天生体质就非常虚弱。在她幼年时，她的家庭医师就曾说过："这孩子恐怕活不到成人时期。"她曾患过肾盂肾炎、骨盆内膜炎、十二指肠溃疡等各种疾病。她说自己从幼时开始就一直泡在药罐里，吃了太多的药，使她的牙齿变得脆弱不堪。

但是，即使是这样，她也平安地度过了幼年期，迎来了她的成人时期。但此时，她的身体状况非但没有好转，反而比之前更加恶化，每天都过着痛苦不堪的生活。她曾在服饰制造厂做设计师，工作非常辛苦，经常不分昼夜地飞往巴黎、纽约等地出差，飞回来之后，还要彻夜在公司加班，做设计图。1998 年，她结束了这种生活，随做建筑方面工作

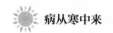

的丈夫一起到关岛生活。虽然医生诊断说她的排卵管有问题，但也许是由于关岛的温暖气候比较适合她的体质，她和丈夫居然在那里生下了一个可爱的女儿。

女儿出生后不久，她一边到关岛的大学就读，一边把自学的电脑知识当作武器，数年后在电子商务领域自主创业，成为企业家。创业初期，生活非常忙碌，为了让公司稳定下来，她总是早晨 6 点起床，照顾好孩子和丈夫（做便当和早饭），之后的时间一直待在公司工作，到傍晚时分，回家做饭、洗衣服。做一些家务后，经常是不眠不休一直工作到清晨，每天睡眠时间只有 4 个小时。

就这样，她作为妻子，作为母亲，同时又作为公司的代表，每天都马不停蹄地忙着，连停下来喘口气的时间都没有。这样的日子过了几年，有一天，她突然发现自己得了子宫癌。

"发现癌症时虽然还处在早期，但是将感染部位切除后，马上又复发，只得再次接受手术。第二次手术后，我终于做了一个决定。"

定好了去世后的妆容

石关做的决定是要和癌症斗争到底。除了癌症，她还患有高血脂、脂肪肝、代谢综合征等多种疾病，长年大把大把地吃药。她决定停用所有的药，开始实践自己独创的食物疗法。

"主食换成自己拌的五谷米，菜主要是蔬菜，即使这样也总觉得做得不够，所以，每两周就进行一次全面节食。"

对于肉、鱼、豆类、乳制品、油等食品，挑出其中一种，两周内绝不食用，并详细记录这段时期身体的变化。她说这样做之后，就明白了身体"喜欢"哪种食品。石关用自己的身体作试验，找到了很多食用之后身体感觉良好的食品。后来，她接受石原医生的诊治，医生建议她食用的食品，基本上和她自己试验找到的食品相同。这些食材全都是石原医生诊断了石关的病情后，推荐她食用的、适合她的体质和身体状况的必要的食材。

"自己通过试验找到身体'喜欢'的食物，吃饭的时候以这些食物为主，平时再坚持慢走，到体育馆锻炼身体。以前吃那么多的药，胆固醇和中性脂肪的数值都没有降低，现在却降低了。饮食生活的改变给身体带来的影响，身体的每一个细胞都能感受得到。于是，我想更进一步地追求更加素朴的饮食生活，开始关心起了终极的饮食疗法——节食。"

这个时候，石关的一个亲戚非常关心她的身体，送给了她一本书，是石原医生写的《石原式的体温革命》。她读了一遍后，顿时来了灵感，马上给疗养所打了预约电话，开始体验真正的节食生活。

"开始只定了两周的疗程，到预定的最后一天，石原医生给我做了诊断，当时舌苔变成黑色，医生说这是身体有了好转的反应。他建议我再做一周。于是，疗程又延长了一周。每天早晨，我5点起床，出去散步，爬到山顶看日出，然后花两个小时慢走一万步，去体育馆锻炼身体。总之，每天都很拼命地锻炼身体。当时舌苔发黑，整个人看上去就是皮包骨头的模样，当时的样子可能真有点阴气逼人呢。同一个疗养所里住着的人，和我擦肩而过时，好像还想要躲着我过去似的。"

石关在关岛生活的十多年里，饮食是典型的欧美风格，每天的食物量足、油水大，整天不是甜点就是垃圾食品；出门坐汽车，去哪里都开着空调，根本就不用动，也不会出汗。她的体质本来就虚弱，加上生活习惯又对身体有害，身体状况更加不如从前。不论是公事还是私事，她每天都忙得喘不过气来，哪里还有时间顾得上身体。

癌症复发后，虽然按照自己独创的方法改善了饮食生活，一直以来体内堆积的毒素却没有排出。最后，通过节食疗法一口气将体内毒素全部排除。好转的反应也给身体带来了短暂的不适症状，医生也很担心石关的身体状况，从东京的诊所和发表演讲的地方打了好几次电话过来，询问她的情况。

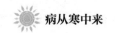

她的体重从 45 千克减到了 37 千克。石关回忆当时的状况时，爽朗地笑道："我当时的状况跟濒死的人差不多。"她在去疗养所之前，对朋友做了这样的交代。

"我进棺材的时候，你负责弄我的头发，你负责给我化妆，你负责我的指甲。服装已经定好了，死了化妆也要化得好看一点，拜托了。"

心头大石放下，症状好转

石关在疗养所接受节食治疗的过程当中，偶尔回忆自己走过的人生之路。从得知癌症复发接受手术，到随丈夫来到关岛；从自己女儿小的时候，追忆到自己的孩童时代，这些过往的片段像走马灯一样从头脑中掠过。从中我们不难想象，石关当时是如何受着癌症病魔的折磨，心中是怎样充满着对死的恐惧。

"那样的感受，我不想经历第二次。"她进疗养所的时候，一边抱着这样的强烈的愿望，一边又在担心癌症会不会再复发，惴惴不安的心情挥之不去。

"我当时想着我一定要尽我最大的努力，我一定要加油，但是癌症复发的恐惧始终缭绕在心头，癌症原来这么可怕。我不想带着一副痛苦难受的表情进入棺材，不想让女儿看到我这样的脸。节食治疗的时候，我一直都鼓励自己一定会好起来，疗养所的工作人员都很开朗，他们的这种性格拯救了我，使我没有变得消沉、变得一蹶不振。好转的反应虽然有时也会让身体很难受，但是石原医生说：'不用担心，照这样就能恢复健康了。'听到他这样说，我就放下了心头一块大石。"

心情的转变，让石关的病情一天天好起来。

"不只是体内毒素排出，心里一直堆积的'毒素'可能也排出来了。在此之前，就只有一个念头：加油、加油、再加油！工作也好，孩子也好，癌症也好，都勇敢地去承担和面对。我认为不管是什么事自己都能做好，而且实际上我也一直做得很好。但是，在因为身体好转反应而难受的那段时间，有时心底会掠过一个念头：身体的事情就随它去吧。有了这样的想法以后，全身的细胞都开始放松，整个人清爽无比，感觉到了原来活着竟是这样快乐无比。"

和以前自己独创的节食疗法相比，恐怕这就是最大的一点区别。以前每天都是和病魔作斗争，现在每天都能感受到生命的喜悦，感受到所有的事物都获得了重生一般。

想让别人看看穿着白裙子重生的自己

在疗养所待了 3 个星期，回到关岛以后，每天只吃一顿饭，起床时候的体温，以前是 35.5℃ 左右，现在上升了 1℃，到了 36.5℃。

曾在病中的石关极度消瘦，从疗养所回来的石关，明亮的眼睛闪烁着光芒，皮肤透着光泽。石关的丈夫看到妻子的变化，自己也开始喝胡萝卜苹果汁节食，成功瘦身 16 千克。

癌症复发过了 4 年，石关定期去疗养所接受一周左右的节食治疗。再做身体检查时，身体没有一点异常，状况良好，现在工作也很顺利，每年都在不同的国家飞来飞去。

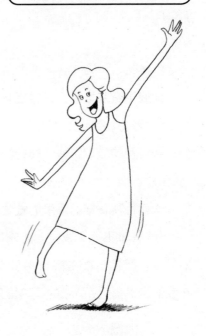

癌症好转，健康重生

石关现在有一个秘密的愿望，癌症复发那年的生日，她叫来亲朋好友照常开了生日宴会，而只有石关和丈夫两个人知道复发这件事。生日宴会上，朋友们都说着祝福的话，石关不想将不安的气氛带给大家，扫了大家的兴致。于是，她依然笑脸盈盈地招呼客人。但是，不幸的是，她的

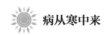

下腹突然大出血。最后,她穿着被血染红的白色裙子被送到了医院。

"那时穿的裙子,后来送到了洗衣店,现在干干净净地挂在衣柜里。医生说,癌症如果 5 年内不复发,暂时就可以安下心来。做完第二次手术快到 5 年了,在第 5 年的生日宴会上,我想穿着那件裙子,让大家看看彻底告别癌症、重获新生的自己。通过在疗养所接受节食治疗,从前那个疾病缠身的自己已经不在了,现在的我,是崭新的我。我从心底里感激石原医生,感谢节食疗法,能够认识石原医生,知道这种疗法是我最大的荣幸。"

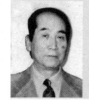

"健康原来是这么棒的感觉!"

——天野征一郎解脱抑郁后的感慨

体温上升
心律不齐
抑郁症改善

血液中脂肪堆积,造成冠状动脉狭窄

天野经营公司已 30 多年,后来在静冈县滨松市与妻子纪美子一起到母亲经营的旅馆工作。转行做新的工作后,天野开始研究如何能提供"吸引顾客眼球和胃口的服务"。他分秒必争,到受欢迎的饮食店参观,热心学习各种各样的饭菜的做法和优质的服务。

"我有时不分昼夜,一直吃口味重的西餐。并不是想细细品味食物的美味,而是一直在想:'原来调料用的是这个和那个,这道菜能不能在我们店里卖呢?'我的头脑里只想着这些事。"

经营旅馆没有休息日，每天都有业务，天野也就无休止地一直品尝着。这种对工作的狂热给他的身体带来了极大的负担。大约两年前，正是开始旅馆工作的第十个年头，天野在接受身体检查时，发现了心脏有异常状况，是冠状动脉狭窄。

"吃了太多的油腻的东西，不知从什么时候开始，血液和血管里已经堆积了大量的脂肪。发现的时候，3根冠状动脉中有两根被占据了90%的空间。最开始去的那家医院建议说：'用药物治疗吧。'但是之后，到专科医院又去检查，他们说应该立刻进行手术治疗，于是我动了手术。"

在专科医院做的手术是用插管将狭窄的血管扩大。术后在医院住了一晚，主治医师大笔一挥"手术成功"，于是平安出院。

心律不齐发作，半年中经历4次急救

出院后，天野莫名其妙地心情低落，之前还精神饱满热衷于工作，可此后的状态简直难以想象。

"手术后，医生开了很多处方药，都是外科手术术后用药，肯定全都有副作用。吃了医生开的药，食欲不振，气力不足。但是，我将这个情况跟医生说了以后，得到的回答是：'检查结果没有异常。你要是介意的话，我就给你开点增强食欲和气力的药。'结果，要吃的药变得越来越多。"

当时医生一共开了10种药，告诉天野饭后服用。可是，过了一段时间，体力非但没有恢复，甚至感到早上起不来，抑郁症状日益严重。每次找医生讨论病情，他们也没有设身处地地为自己着想，反而开出越来越多的药。

渐渐地，天野的心情越来越低落。手术后3个月，甚至出现了并发症——心律不齐，发作后被送上了救护车。妻子纪美子说："那段时间，他有时夜里在被窝里喃喃自语，'还不如死了好'，脸色很差，没有一点

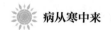

生气。他真的是生病了，我都不知道怎么办才好了。"

正在他们焦急的时候，碰巧有一个住在他们旅馆的客人，看到了天野的情况，非常热心地推荐说："我知道一个地方有好医生，就是东京、森下的石原诊所。"

"当时真的是成天拿药当饭吃，天天都很不安、疲惫，甚至活着都觉得烦。我当时想，要是能治好我的抑郁症，让我做什么我都愿意。我一直都按照医生的指示吃药，手术后我也不到处去吃了，医生建议我吃什么我就吃什么，但是却不见一丁点好转。我产生了怀疑，也许这种治疗从根本上就错了。"

心律不齐、抑郁症通通消失

天野经过石原医生的诊断，发现之前的怀疑变成了事实。当时医生建议"手术后控制盐分和糖分的摄取，多喝富有营养的牛奶，吃蔬菜色拉以摄取维他命"，天野严格按照医生的指示去做了。但根据石原医生的理论，这是让身体变冷的"完全错误的疗法"。天野终于明白"正是因为之前的错误疗法，自己的病才丝毫没有得到好转"。天野说，在听到石原医生解释他的病因（由于饮食过量而引起的血液污染）以后，他终于看到了恢复健康的光明。

第一次在石原诊所检查的时候，他跟石原医生说自己每顿饭后都要吃10余种药，石原医生开玩笑道："要是吃那么多的话，不放点酱油、调味料什么的，怎么吃得下啊！"一番话逗得天野哈哈大笑。

之后，在石原医生的指示下，天野一改之前的饮食生活。在自己家里，每天喝姜红茶，早餐节食，中午吃荞麦面。荞麦面是天野自制的，用蘑菇、芋头、土豆等根块类食物煮的汤里放上荞麦面，随心情有时放酱油或者大酱汤调味，里面还要放当地出产的新鲜鱼介类、黑豆等，并特意多做一点儿，晚饭也喝这个。一年有两到三次和纪美子一起去疗养所。

改变饮食生活后过了一周，长期以来一直困扰着他的疲惫感、心情低落等症状，全都消失得无影无踪，身体明显变得轻巧了，也知道肚子饿了，恰到好处的空腹的感觉让人觉得这才是真正地活着。就这样，天野越来越有精神了，他注意到了自己体温的升高，浑身变得特别暖和，此刻他才深刻地感觉到，在此之前自己的身体都是冷的。

天野身高 170 公分，原来的体重是 150 斤，不到半年的时间，他毫无痛苦地将体重减到了 130 斤。生病时变成了黑色的指甲，现在也恢复了健康的粉红色，而且指甲表面光滑且泛着光泽。他的身体恢复得很快，他说："做过插管手术后，好像很多人会出现问题，而心脏病专科医生说我一点问题也没有。"

结果，以前三餐后必须要吃十种药，现在只需要早晚两次各吃两种药就行了。天野颇有感触地说："我一直希望有人能治好我的病，希望自己能健康，希望自己能长生不老，可能人一生病了都这样。我原来身体一直感到不舒服，到后来发展成抑郁症，仿佛做了一场梦似的。现在我的人生过得有滋有味，健康原来是这么棒的感觉！不知道石原医生和他的治疗法的人，真的是太可惜了！"

分享胡萝卜苹果汁，共享健康

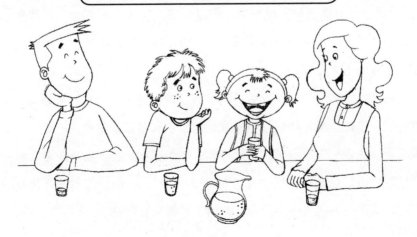

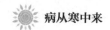

纪美子每次都和天野一起去疗养所。她在旅馆给大家提供胡萝卜苹果汁，说是为了让更多的人了解石原医生的治疗方法，让更多的人恢复健康。

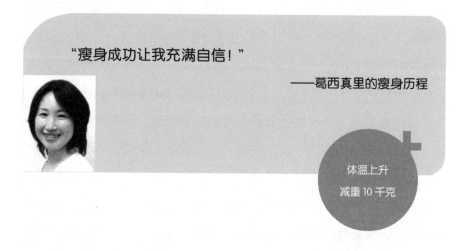

"瘦身成功让我充满自信！"

——葛西真里的瘦身历程

体温上升

减重 10 千克

辛苦的工作，不规律的生活，使体重增加了 20 斤以上

现在从事医疗事务的葛西，以前是做销售工作的。基本上，每天的生活都是这样度过的：一整天坐在车里，几乎不怎么活动身体，车里总是备着饮料。早上忙得吃不上饭，上班后，利用上午的休息时间提前把午饭吃完，傍晚吃一顿，下班回家后和丈夫一起再吃晚饭。

"我上班之前虽然不吃早饭，但是一天三顿饭一顿不少，卡路里的摄取量也很足。我身高 158 公分，上学的时候只有 98 斤，上班以后涨到了 126 ~ 128 斤。"

后来，她转行做了医疗事务的工作。做销售时，很多时候都是和男性一起工作，理所当然地饭也总是一起吃；有时被人带去，一口气吃两碗拉面。她说："就职的诊所里，工作人员都是女性。我才知道，原来女性的食量是这么小，当时真的很惊讶！"看到一同工作的同事苗条的身材，葛西也下定决心要瘦身，开始了早餐节食疗法。

"早餐节食"塑造了新的体型

"有一段时间我的体重降到了 98 斤，和学生时代一样。现在体重也一直保持在 104 斤左右，但是，一不喝姜红茶或者是吃得多一点，就会出现发胖的迹象。"

葛西在瘦身之前，怎么动都不爱出汗，她说现在新陈代谢好像变好了，稍微做一点运动就会出汗。还有，以前即使是暴饮暴食，皮肤也不会变粗糙，通过"早餐节食疗法"瘦身以后，身上有时会长痘。

"胖的时候，既不出汗，身上也不长东西，这是因为水和身体的废弃物堆积在体内，无法排除，我觉得这是不健康的表现。通过早餐节食疗法，水、废弃物、脂肪等一直堆积在体内的各种各样的东西能够全部排除。现在，我的身体内部变得很干净，没用的东西随着汗水、痘排出体外，现在如果哪天吃多了，第二天肯定会长痘。"

这时，她一边反省自己吃得太多，一边又感叹现在的身体已经变得容易排除（不堆积）"废弃物"了。对此，她非常高兴。

实行早餐节食疗法后，出现了一些新的反应，如出汗、浮肿、长痘，与其相反，有些症状消失了，如痛经、鼻炎、体寒。

"做销售的时候，每天都吃得多，水分摄取过量，运动不足，身体始终处于低温状态；早餐节食以后，不仅体重减轻了，长年的寒症也消失得无影无踪了，而由寒症引起的痛经、鼻炎、体寒等都不医而愈。"

葛西在体重涨到 120 斤时非常郁闷，只好安慰自己说："现在看到的自己并不是真正的自己，只是假象，总有一天会瘦下来的。"进行早餐节食后，郁闷的心情马上就飞到九霄云外，更有精神去购物和打扮了，做什么都很积极。她说自己现在活得跟以前完全不同，跟换了个人似的。

"瘦身不仅有利于健康，对女性来说，在外观形象方面也有很大的积极作用。还有，瘦身让我充满自信，让我觉得自己能调整好自己的身体。以前的朋友看到现在的我，都非常惊讶，追问我是怎样瘦身的，向

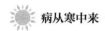

我询问瘦身的方法。我深刻地体会到，通过自己的努力而瘦身成功是一件多么棒的事！身体变好了，心情也逐渐开朗了起来，所以别人一问我，我一定是知无不言，言无不尽。我成了早餐节食疗法的'传教士'。"

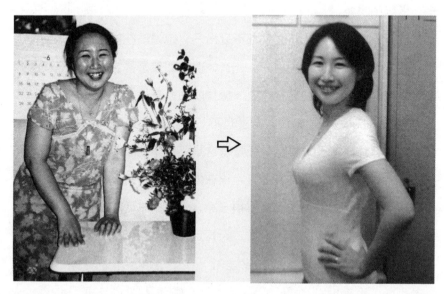

实行"早餐节食"前的葛西　　　　　　　　　　现在的葛西

"因为接近过死亡，所以我更加珍视自己的健康。"

——和气胜枝的全新生活体验

体温上升

抑郁症好转

身体不适一直用药顶着

和气曾是小学的教员，长年执教。她的身体本来就不是很好，幼年时，每年一到冬天就会一直感冒，经常不去学校上课。但是，她非常喜欢孩子，教师这份职业让她从中找到了很多乐趣。她每天从早到晚一直待在学校里，根本顾不上身体的状况。

"这份工作总能和孩子们在一起，我觉得很有意义。孩子们被送到这里，我们就要对孩子和家长负责。有的时候可能确实是忙不过来，有的时候可能是我太追求完美。总之，即使有时身体不舒服，我也从没想过要休息。"

头疼、感冒、身体不舒服了就买药吃顶着，工作还是照做不误。她埋头苦干，一心想着工作，终于在 46 岁的时候，做到了教导主任的位置。

"好像大家都认为，教导主任的工作比授课教师的工作清闲。实际上，教导主任的工作也很辛苦。我早上 7 点半就要到校；有的学生家长晚上很晚才能参加家长会，所以工作到深夜也是常有的事。假期里，别的同事都可以休息，我还得去学校照顾学校里养的动物，给花草树木浇水。"

和气刚当上教导主任的时候，小学生被害事件正成为社会问题，闹得沸沸扬扬，学生和家长们变得特别敏感，紧张兮兮的。这种紧张的情绪自然也传染给了教职员工，使得他们每天工作都变得格外谨慎、小心翼翼。

"管理阶层要是抱怨自己的身体不舒服，下属的士气低落，最后肯定会把自己逼得走投无路。所以，我平时工作，尽量不将自己无助的一面展示给周围的人，却没有注意到自己的身体已经超过了所能承受的极限。"

这样的日子过了大约半年，有一天，和气在工作的时候，突然感到一阵强烈的眩晕，眼前一片漆黑。她立刻被送到了医院，做了各项检查后，医生给出的诊断是：升迁抑郁症。

按照医生给的处方，她开始了抑郁症的治疗。但是，就在这时，突

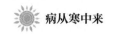

然发生了一件意想不到的事。

无法忍受的抑郁煎熬

"越吃药，身体状况越差，恶心，头晕目眩，四肢无力，其中最严重的就是便秘。身体状况恶化，什么都做不了，每天除了吃药就是睡觉，心情一天比一天低落也是不难想象的，每天脑子里想的除了'死'，还是'死'。"

一点点的小事都能想到死，经常是不由自主地想："死了就轻松了。"有了这样的想法以后，每天就琢磨着"怎么死比较好"。有一天，和气躺在被窝里，感叹着总算是捱过了一天。这时，门梁一下子映入她的眼帘，就像是中了邪似的，心里一直有个声音在说："啊！要是在那里拴条绳子，打个结，将头放上去，就一了百了了。"就这样，和气同这种危险的想法做着斗争，几乎一夜没合眼……抗抑郁症的药剂副作用大，导致身体状况变差，和气非常痛苦，一边要抵制心里对死的向往，一边又要忍受别人的"偏见"。

"最近，患抑郁症的人增多，大家对这个病的关心和了解远胜于从前。但是，在日本，对于心理疾病，人们还是带着偏见。最让我难受的是，有人对我说，'加油！努力！'我也知道人家想鼓励我，但是，我得抑郁症就是因为我努力过了头，这个时候再对我说这样的话，我真的是无所适从。"

最后，和气的病情始终没有好转，只好申请停职。后来和气决定去找石原医生接受诊治。数年前，在自己病倒之前，她曾经在疗养所接受过节食治疗。这时，她回忆起了接受治疗时的身体的清爽感，琢磨着："反正继续这样吃药治疗，病也不会好，也许石原医生能帮助自己恢复健康。"

和气跟石原医生讲述了导致自己生病的紧张生活和生病后药剂带来的副作用，以及想自杀的念头。说完后，石原医生对她说："这些可真是够你受的。不过，最坏的情况你都已经经历了，不会有更坏的情况出现了。从今往后，你会越来越好的，放心吧！"

聆听身体的声音，享受人生

和气去找石原医生时，心情就像是快要溺死的人抓住了一根救命稻草。听了医生一席话，她说："心里的疙瘩总算是解开了，心情轻松多了。"之后，每天都严格按照医生的指示，一天喝 5 杯姜红茶，散步，做日光浴，少吃饭。以前一直服用的药全都停了，改喝石原医生开的半夏厚朴汤（中药）。

"原来，抑郁症也是寒症的一种，精神紧张阻碍了血液的循环，让身体变冷，导致脏器功能低下。脏器功能一低下，身体就会不适，心情跟着低落，心情的低落又会造成精神紧张，阻碍血液循环……医生告诉我抑郁症的起因，我明白了这一切都是寒症引起的。我真的非常高兴，因为这样一来，只要治好了寒症，抑郁症也能治好了。在我有了这个想法的时候，我的抑郁症可能就已经好了一大半。"

和气的日常生活完全按照石原医生的指示进行。她去了很多次疗养所，每次都做大约一周的节食治疗。她的努力终于有了回报，再做检查的时候，原来体温只有 35.8℃，现在已经上升到了近 37℃，抑郁症完全消失了。

和气说："患抑郁症的那段经历是非常痛苦的，但是，以此为契机，我重新审视了自己的人生。抑郁症把我逼上了绝路，让我想到了死亡，但正因为如此，我才能够有机会改变以前的生活方式。抑郁症和把我从抑郁症中拯救出来的石原先生，给了我改变人生的契机。现在，我每天都沉浸在生活的喜悦当中。"

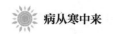

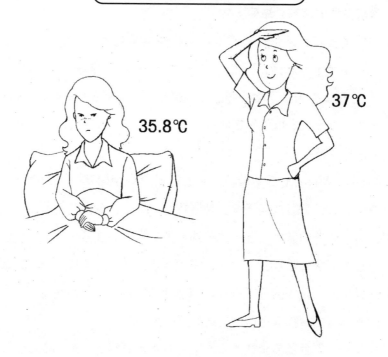

体温上升，抑郁症好转

35.8℃

37℃

第一章小结

疾病的元凶是低体温

资料表明：

温度在 35.0℃时癌细胞大肆繁殖

温度在 39.6℃时癌细胞大量死亡

体温上升到比正常体温高 1℃时，免疫力就会增强 5～6 倍

实例证明：

体温升高，癌症、抑郁、狭心症症状减轻，能够成功瘦身

第二章

提高体温，为疾病四伏的生活画上句号

注意，这些症状就是寒症的征兆！

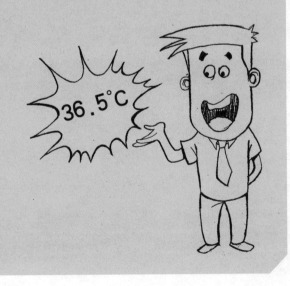

人体内的血、水、气是我们生命之源，它们在体内的无限循环构成了我们健康的身体。而它们其中任何一个出现停滞现象，就会导致疾病和身体不适的发生。而人们在实际生活中的不良生活习惯或者被认为对身体有好处的方法都会导致血、水、气的滞留，从而导致体温的下降，引起诸如肾虚、抑郁等疾病或者"查不出病因"的身体不适。

　　你要了解你的体质是否偏寒，认清自己的体质，改变不良的生活习惯，提高身体的温度，增强生命之源。

中医认为，人体内存在着"血、水、气"，它们无限循环的状态被认为是健康状态，其中的任何一个环节出现停滞现象，就会波及其他，影响整体的循环。而支持它们循环的就是身体的热度，如果体温下降，身体变冷，"血、水、气"的流动就开始减慢。

因此，所谓疾病，其实就是指身体里的"血、水、气"的循环出现了问题，而呈现出的不健康的状态。下面我就它们各自的作用，以及当它们的循环出现问题时可能出现的症状，向大家分别介绍一下。

血液污染是万病之源

我们人体内有 60 兆个细胞，而为这些细胞提供养分和氧气，并带走其中的废弃物的就是血液。可以说，血液在供养着我们全身的细胞。

中医里有一个观点：万病皆由血污而生。这句话说的是：所有的病都是由血液的污染而引起的。所以，中医学中将血液的污染视为极其严重的问题。血液污染不仅关系到体内多达 60 兆的细胞的存亡，而且由于血液是在体内各处循环的，一旦污染，就会将污秽带到身体里的每个角落。

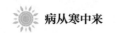

寻找血液污染的源头

血液污染在中医里叫"瘀血"。用最近经常在电视和杂志上出现的一个词表示，就是"血液黏稠"。现在大家好像都开始关注起了血液污染，但来到诊所的患者中有很多人的检查结果还是不容乐观，血液污染的情况并没有得到改善。人们在不知不觉中养成的生活习惯，造成了血液污染，而我们一直没有从根本上改变这种生活习惯，所以造成了这种结果，也是可想而知的。

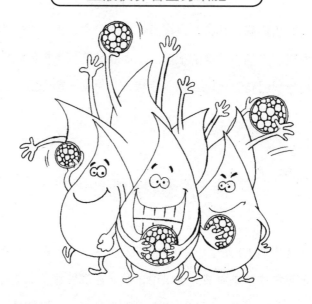

血液供养着全身细胞

血液污染的原因之———饮食过量

我们的大脑中经常会有"要控制动物蛋白"、"要少摄取油类食品"之类的意识，这些当然很重要。但是，即便是严格筛选过的、对身体好的食品，如果吃得太多，把胃里塞得满满的，也会失去健康的意义。所以，从今往后，我们也要时刻提醒自己：过食危害健康。东西吃得太多，身体就没办法消化吸收，产生剩余物；另外，过量的食物需要消化器官全力运转，血液集中在消化器官，导致排泄器官处于休眠状态。体内的剩余物不断增加，最后变成废弃物，堆积在血液里，从而造成血液污染。

血液污染后，为了自身的净化，血液会将其中的污垢附着在血管内部，污垢附着在血管内部后，使血管变硬，造成动脉硬化。另外，血管内因附着污垢而变细，为了让血液通过变细了的血管，心脏的负荷就会增加，造成高血压。

血液污染的原因之二——压力

我们在形容人紧张或受到极度惊吓时，通常会用"面无血色"这个词。实际上，在精神极度紧张时，肾脏上面的副肾会分泌出肾上腺素、皮脂荷尔蒙等物质，使血管收缩，血压和血糖上升，身体便进入"战斗状态"，使得脸色改变，手脚变凉。

长期处于这种状态，会阻碍血液流通，使血液无法正常循环，就像河水一旦停止流动，水中的泥沙就会沉积下来一样。同样，若血液无法流动，血液中的污垢也会沉淀下来，血液中的糖分、胆固醇、尿酸、纤维蛋白（加速血液凝固的蛋白质）等就会增加，引发高血压、血栓（脑梗塞、心肌梗塞）等疾病。

血液循环不好和体温下降这两种现象总是成双成对地出现。血液循环不好，会导致体温（体热）下降，免疫力衰退。而且，一旦紧张，副肾就会分泌出皮脂荷尔蒙，使白血球中的淋巴球溶解，从而降低免疫力。因此，过度的紧张对人体有百害而无一利。

血液污染的原因之三—— 寒症

西医不认为"寒症"是一种疾病，也不承认"寒症"和疾病的因果关系。但是现在，我们了解到，体温下降1℃，免疫力减退30%；反之，体温上升1℃，免疫力会增强5 ~ 6倍。可见，"寒症"和疾病是

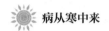

密切相关的。

与西医相反，中医则认为"寒症是万病之始因"。早在 2000 多年以前，被称作中医经典名著的《伤寒论》，顾名思义，就是"论述因寒而致的疾病的学问"。

身体变冷，不仅会造成血管收缩，血液流动受阻，血液中的污垢发生沉淀，还会使血液中的脂肪、糖、废弃物无法燃烧。前面也讲过了，这些废弃物极有可能引发动脉硬化、高血压等疾病。

血液污染的原因之四——运动不足

运动是驱除体内寒气非常有效的方法。当然，想让身体变暖的方法有很多，比如洗澡、桑拿、怀炉、围腰等，但这些都是借助外部的力量让身体变暖的，虽然使用这些方法也可以让体温上升，达到"瘦身"、"大小便通畅"的功效，但是由运动带来的体温上升，却远比这些方法更为有效。

锻炼身体让肌肉发达，能促进毛细血管的新生。毛细血管非常细，直径仅有 10 微米（1/100 毫米），由于新生的毛细血管不停地收缩扩张，血液循环变得格外通畅。而且，肌肉是人体最大的发热器官，静止时负

体内热量的产生比例

脑　约 18 %

肝脏　约 20 %

肌肉　约 22 %

皮肤　约 5 %

心脏　约 11 %

其他　约 17 %

肾脏　约 7 %

担总发热量的 22％。肌肉发达，发热率会大大提高。这样，人体本身就成为发热源，不需要借助外部的力量，就能使身体变得暖融融的。

与之相反的是：肌肉一旦衰退、萎缩，体内产生热量减少，血液中的废弃物也无法燃烧，废弃物在血液和血管中积聚，便造成了血液污染。另外，肌肉是消耗血液中的糖分产生热量的，肌肉衰退，将会导致糖分不能充分消耗而滞留在血液里，引发糖尿病的概率会增加。

血液污染的原因之五——水分摄取过量、排泄不通畅

我们知道，人的身体大约有 60％到 65％是由水分构成的。即使什么都不吃，人体机能也能持续运转一周以上。但是，如果滴水不沾的话，最多能坚持 3 天也就会气绝身亡。水对人的身体至关重要，但凡事都是过犹不及，为了维持生命，水分虽然必不可少，如果大量留存在体内，会起到反作用，给人体的生命活动造成危害。

无论是生活用水，还是农业用水，抑或是人体内的"水分"，从原始时代开始，就是人的生活当中不可或缺的重要资源。但是，水的供给一旦超过极限，比如下大雨或是发洪水，就会引起水灾，给人的生活带来莫大的灾害。同样的道理，体内的水分过了量，也会引起体内的"水灾"。像这种由于体内的水分过多而引发的体内的"水灾"，在中医里被看作是一种疾病，称为"水毒"。对于水毒，本书后面有详尽的介绍，这里我仅就过量的水分存积在体内、使身体变冷、最后导致身体疼痛的因果关系，作一下介绍。

水有一个特点，就是能使物体变冷。烫伤的时候，我们都用流水冲洗烫伤的部位，使其降温；发烧时用冰袋冷却……这些都是利用水的冷却作用进行局部降温。同样的道理，当体内的水分过量时，就会使整个身体变冷，起到令体温下降的作用。因此，寒症也和水分有着密切的关系，疼痛就是由此产生的。

睡觉时身体变冷会引发痢疾。有的人一开冷气就会头痛、腹痛或是

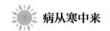
病从寒中来

腰痛和肩膀酸（酸是疼痛的前一个阶段）。一到冬天，天气变冷，神经痛或风湿的人的疼痛就会加剧。由此看来，"冷、水、痛"是三位一体的关系，是危害我们身体健康的罪魁祸首。

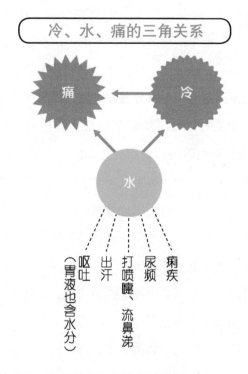

水分如果过量地积存在体内，体温就会下降，导致身体变冷，免疫力衰退，身体将无法抵抗疾病的侵袭。我们知道，要是太冷了，指尖会冻僵，就没办法做细活。同样的道理，身体一冷，体内的脏器冻僵了，也无法正常工作。特别是身体变冷导致排泄机能出现问题，水分无法排出，造成体内的水分越积越多，身体会变得更冷，形成恶性循环。

身体本身就是血液的净化器

为了净化污染的血液，身体会出现各种各样的反应，这是人的自然治愈能力在发挥作用。但是，西医把身体的这些反应都看成是疾病而进行治疗，目的是想抑制这些反应。所以，可以说西医的这种治疗方法并未真正理解到人的生理需要。

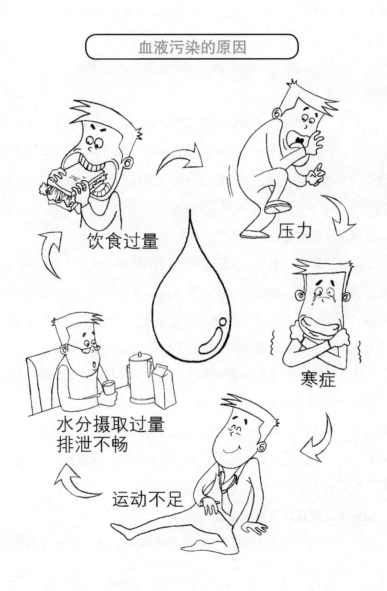

血液污染的原因

饮食过量

压力

寒症

水分摄取过量
排泄不畅

运动不足

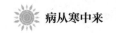

血液净化反应之一——炎症、发烧、食欲不振

从上面的记述中我们已经了解到，血液污染的原因之一是摄取了过量的水分、排泄不通畅导致水分过剩引起的寒症所造成的。为了抵抗寒症，身体发炎、发烧使体温上升，这是人体对血液污染的自然治愈能力的体现，是自然反应。炎症性疾患多数都伴随着发烧、食欲不振。

发烧能够燃烧血液中的废弃物，食欲不振能阻止饮食过量，从而降低血液污染的可能性。

实际上，人的身体真的是建设得很合理。我们不要忽视身体的自然反应，比如，生病时不想吃东西，我们都说"多吃点东西好养足精神"，于是勉强自己吃饭。但是，这种做法无视身体的反应，实际上是完全错误的做法。

血液净化反应之二——呕吐

不能通过排便、排尿、出汗排出水分的时候，身体也可以通过呕吐将水分排出。患偏头痛的人如果疼痛剧烈会发生呕吐，这也是排出水分的反应，以免过量的水分冷却身体而造成更严重的疼痛。所以，要呕吐时不要抑制它，而是痛快淋漓地吐出来，你就会感觉好很多。

还有，因食物中毒而引起的呕吐，也是为了排出有毒物质、防止血液污染的一种自然反应。在O-157事件①中，导致感染O-157型大肠杆菌而死亡的人多数是给他们注射的止吐药所致。所以，凡是这种身体的排泄反应，我们都不应该抑制。大家都知道大小便忍着不排泄对身体有害，呕吐和大小便一样，也是排泄的一种。

血液净化反应之三——痢疾

喝了太多凉的东西，肚子变凉，引发痢疾，这当然也是排泄的一

---

① 1996年6月，日本多所小学发生集体食物中毒事件，元凶为"O-157"大肠杆菌。至当年8月，患者已达9000多人，7人死亡，数百人住院治疗。

种。饮用对身体有害的东西、食物中毒等都会引发痢疾，这些都是身体的自然抵抗反应，目的是不让血液吸收有害物质。

血液净化反应之四——出疹子

可能大家一下子反应不过来，其实，出疹子也是从皮肤往外进行的排泄活动之一。有发疹子现象出现的梅毒、麻疹、斑疹伤寒等疾病，疹子出得越严重（即排泄活动越活跃），病情就好得越快，治疗后的恢复阶段状态也就越好。

血液净化反应之五——动脉硬化、高血压、血栓、出血

如果把人的血管都连起来的话有 10 万公里那么长，血液就在这里面不停地循环。一旦血液被污染，身体就会采取相应的"对策"进行清理，比如发炎、发烧等。但是，如果把身体的这些"对策"当成疾病来处理加以抑制，血液就会把胆固醇、脂肪以及其他的一些污垢附着在血管内，进行自我清理。结果，血管变细，造成动脉硬化，心脏为了让血液通过变细的血管，需要更大的力量将其输送过去，这样就形成了高血压。

在这里，我们如果采取有效的方法提高体温，就可以让血液中的废弃物燃烧。但是，如果一直保持饮食过量或运动不足等不良的生活习惯，会造成长期的体温低下，血液污染会变得越来越严重。这样一来，血液中的污染容易聚集在一个地方，形成血栓。这是身体为了防止血液中的污垢向体内扩散，而做的拼死抵抗，再或者干脆让血管破裂，造成出血，借以舍弃污染了的血液，也可以说是身体的一种万般无奈的自然抵抗方式。

血液净化反应之六——癌症

前 5 个血液净化过程是需要一定的体力的。身体虚弱的人、老年人、一直用药物控制这些反应的人，还有那些就算血液有一点污染也不当回事的比较固执的人，这些人体内的血液污垢容易集中到一个地方，

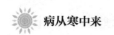

结果最终导致癌和肿瘤的产生。

人一旦得知自己患了癌症，肯定立刻就像霜打的茄子似的。我们经常说，"某某人是我们公司的'癌细胞'"。癌症成了被人忌讳厌恶的事物的代名词。可是，癌症真的是"恶"的代表吗？

事实上，癌症虽然的确是非常严重地威胁着人们生命的疾病，但就像我之前说明的一样，被看作疾病、当作治疗对象的各种各样的症状，实际上是身体自我治疗的表现。可以说，癌症也是身体为了净化血液，全力抵抗血液中的污垢的结果。

顺便说一下，癌细胞在35℃的温度下，增殖最为活跃，当温度升高后，癌细胞就无法繁殖。举一个极端的例子：甲状腺机能亢进症（巴塞杜氏病）是新陈代谢好得过了度而引发的疾病，症状为出汗、发烧、血压升高、焦虑等。这种病的患者癌症患病率极低，还不到正常人患病率的千分之一。

这样，我们实际上可以说"不治之症"并非癌症，而是低体温病。

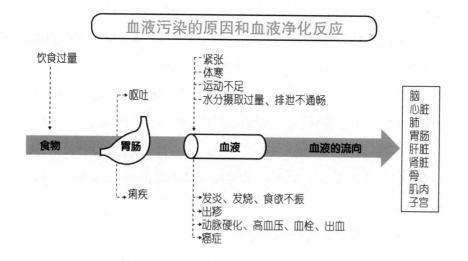

40

水并非喝得越多越好

在"血液污染的原因之五——水分摄取过量、排泄不通畅"的部分我也做过说明，水分是维持人体生命活动必不可少的物质。但是，如果水分摄取过量，水的冷却作用会让身体变冷，从而降低体温，导致免疫力减退。

"水毒"和体温低共生共存

原本人体就有本能地矫正身体的异常的自然治愈能力。水分在体内蓄积使身体变冷，身体便开始发挥自然治愈能力，排出水分驱除体寒。但是，如果水分过量，身体过分冷却，也会使身体的这种机能无法正常发挥。于是体内水分使身体越来越冷，体温下降，脏器的功能减退，排泄活动发生停滞，水分会蓄积更多……进而形成恶性循环。恶性循环的结果，就产生了水毒。那么水毒是什么样的症状呢？

让患者仰卧在床上，用4根手指的指尖轻敲肚脐的周围，几乎100%的女性和过半数的男性的肚子会发出叽里咕噜的声音，这被称为"振水音"，表明了胃里有积水。我们可以认定，发出这种声音的人，体内能够存水的器官或者所有凹状的部位里面一定都已经是积满了水。储存眼泪的泪囊，储存鼻涕的副鼻腔，储存胃液的胃袋，掌管调节平衡的内耳淋巴液，这些地方的液体过多，有时会造成眩晕。而肚脐附近发出的叽里咕噜的声音，就表明了身体的各个部位已经是水分过剩。

那么，引发水毒的原因是什么呢？是水分摄取过量造成的体温低引起的吗？还是体温低导致水分无法排出体外而引起的？这个问题就像"先有鸡，还是先有蛋"的问题一样，无法说出哪个先哪个后。但是，

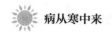

有一点是可以确定的，"水毒"和"体温低"中只要有一个存在，另一个也必然存在，二者相互影响，给身体带来双重的负面影响。

"花粉症"也是体内水分过多造成的

从前，一提起寒冷的冬天即将过去，温暖的春天就要来临时，大家都是充满欣喜、翘首以盼的。但是最近，对于春天的来访觉得忧虑的人群却增加了，这是因为春季也是"花粉症"的季节。关于过敏到底是怎么回事，一直以来有很多晦涩的解释说明，实际上没有必要想得过于复杂。不管是花粉症，还是特异性过敏，这些过敏症状都只是体内存有多余的水分所引起的。请想一想花粉症的症状是什么就明白了：打喷嚏、流鼻涕、淌眼泪，这其实全都是在试图将水分排出体外。

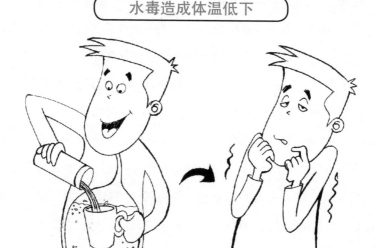

水毒造成体温低下

实际上，我自己也多多少少有一点花粉症的症状，不过不像别人那样一到花粉的季节就一定犯病。只是一碰上有会餐的场合，东西吃多了或者啤酒喝多了，第二天就会出现花粉症的症状，眼睛雾蒙蒙的看不清东西，鼻子像堵了东西似的不通气。这种时候，我的处理方法极其简单，我每天都坚持跑步，这个时候就跑得比平时长一点，远一点。跑一段时间以后，身体就开始热得要冒火，随着体温的上升，汗水啊，鼻涕啊，痰啊，这些液体统统排出来了。第二天，花粉症的症状就消失得无影无踪了。

水毒引发的症状，不止有花粉症，其他的还有很多，诸如上火、焦虑等症状。出现这些症状都是因为水流到下半身，使其冷却，使得正常的头寒足热变成头热足寒。出现了上文中介绍的、有水毒症状的读者朋友，你的体温一定很低。为了消除这些症状，可能有人已经在服药了，这实际上是很愚蠢的行为。这样做只能让化学药品进一步降低体温，使你的水毒症状进一步恶化。

不要让你的生命缺少原动力

我们经常说"没有精气神"、"垂头丧气"或"有干劲儿"等，都是看不见摸不着却又是实际存在并发挥着作用，这就是"气"。中医里的气，包括承自父母的"先天之气"和自身养成的"后天之气"两种。"后天之气"又分为两种，靠肺部呼吸在体内产生的"天之气"和靠消化吸收饮食而产生的"地之气"。由"天之气"和"地之气"所构成的"后天之气"与"先天之气"一起，成为维持人的生命活动的能源——元气。体内血液和水分的循环、排泄功能以及摄取饮食并消化吸收的功能等，所有这一切都是以循环于体内的"气"为原动力的。

但是，之前也说了，"气"这个东西肉眼是看不见的。所以，当

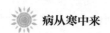

"血""水""气"的滞流引发的重症

滞流	病名	症状	恶化后
血	高血压	高压达到140mmHg以上，或者低压达到90mmHg以上。有时伴随着目眩、上火、心悸。	长期患高血压，血管渐渐变厚变硬，发生动脉硬化，进一步容易引发脑出血、脑梗塞、大动脉瘤、肾硬化、心肌梗塞、眼底出血等。另外，由于心脏负担过重，容易引发心脏肥大、心力衰竭等疾病。
	动脉硬化	血管失去弹性变硬。包括动脉粥样硬化、细小动脉硬化、动脉中膜硬化三种。常见症状有心律不齐、痉挛、胸部疼痛。	脏器组织和脏器整体血液循环出现障碍。原因是动脉狭窄（血液中的污垢附着在血管内部，造成血管变窄）、动脉堵塞（血管堵塞）、动脉瘤（动脉血管壁扩张，形状像瘤）、血管扩张（动脉整体扩张）、主动脉剥离（内膜撕裂，血液进入中膜组织，导致中膜撕裂剥离）、动脉瘤破裂（动脉瘤破裂出血）等。
	高血糖	空腹时血糖达到110mg/dl以上，服用75克葡萄糖两个小时后，血糖值达到140mg/dl以上，尚未发展成糖尿病，被称为"糖尿病高风险人群"和"糖尿病预备军"。（糖尿病空腹时血糖值为126mg/dl以上，服用75克葡萄糖，两个小时后血糖值达到200mg/dl以上。）	不仅有发展成糖尿病的危险，而且有发展成肥胖症、高血压、高血脂症、心力衰竭等的危险。
	高血脂症	血液中的血清脂质（胆固醇、中性脂肪、磷类脂体、游离脂肪酸等）多得反常。没有自觉症状，不影响日常生活，容易被人忽视。多数情况都是身体检查时发现的。	间接引发脂肪肝、胆结石、动脉硬化、心肌梗塞。饮用酒精多时，有引发胰腺炎的危险。
	脑卒中	【脑梗塞】脑动脉阻塞，阻碍血液流动。眼睛没有焦点、说话不合逻辑、手足麻痹、目眩等。【脑出血】脑动脉破裂出血。头重、恶心、头痛剧烈等。	处于昏睡状态，失去意识。即使恢复意识，也存在意识和语言障碍，或有手足麻痹等后遗症。
	癌症	患病部位不同症状有差异。出现患病部位后，有转移的可能。出现自觉症状时，多数情况下病情会恶化。	可以通过外科手术、内视镜手术、激光疗法、放射性疗法、化学疗法治疗。但是目前没有有效的治疗方法，在世界是死亡率排名第一位的疾病。

滞流	病名	症状	恶化后
水	关节痛	肩、肘、腰、膝等处关节疼痛。不只是运动时疼痛，随着气候和温度的变化，疼痛也会加剧。免疫机能异常引起。出现在右关节对称肿胀疼痛，关节僵硬、食欲不振、倦怠感、气促、口渴、目眩等症状。	用内服药和外用药或者注射止痛，严重的情况会发生关节变形，需要做外科手术。
	风湿	免疫机能异常引起。出现在右关节对称肿胀疼痛，关节僵硬、食欲不振、倦怠感、气促、口渴、目眩等症状。	关节的骨骼、软骨等被破坏，发生变形，关节的活动范围变窄。恶性关节风湿在心脏、肺、消化管道、皮肤等处引发血管炎，进一步引起发烧、心肌梗塞、肺炎、肠梗阻等症状。
	过敏	【花粉症】淌眼泪、流鼻涕、打喷嚏等。【特异性过敏】脸、颈、肘、膝等部位的凹处反复出现伴随着强烈瘙痒的湿疹。易出现支气管哮喘、过敏性鼻炎等并发症。	注意力下降，睡眠不足等。湿疹扩展到全身，皮肤的抵抗力减弱，容易引起细菌感染、病毒感染。
气	亚健康	症状多变。头痛、目眩、倦怠感、上火等。	出现抑郁症、神经病、自律神经失调症等症状。
	抑郁症	气力、注意力、决断力下降，不愿见人，肩膀酸痛、失眠、头痛、目眩、食欲不振等症状。	重要的是尽早修养。采用药物疗法和精神疗法。恶化后，患者有自杀的危险。
	神经症	心理受到打击或自身性格原因引起。处于极度不安的状态。	实行药物疗法和精神疗法。
	自律神经失调	由于不安、恐惧、焦虑等精神方面因素导致头痛、眼睛干涩、口渴、心悸、气促、手足麻痹、尿频等身心方面的疾病。种类多样。	靠自律神经训练法保障安全，药物疗法、精神疗法，另外还有指压、按摩、芳香疗法等也有效果。

45

"气"不足或是循环出现停滞时，人们也只能说出"好像有这样那样的症状"，却说不清具体的症状。比如，"喉咙里好像有什么东西堵着"，"总觉得身子发沉"，"身上各处发紧（或疼痛）"，"胸口闷得慌"，"胃里胀（或者觉得有些下坠）"，等等。

气滞的初期症状就像前面所说的，都是具体说不清是什么的症状。但是，你要是放任不管，过一段时间，气滞情形变得严重，气的总量减少，就会出现以下的症状，如心悸、气促、目眩、食欲不振、消化不良、体重减轻、免疫力低下（容易感冒、身体状况变差）等。进一步恶化，还会发展成比较严重的疾病，如抑郁症、神经病、自律神经失调。

如果出现"喉咙里有东西堵着"这样的气滞初期症状，堵着的东西出不来又咽不下，为了把它吐出来，患者的一个显著特征是经常干咳。中医里把这种状态称为"梅核气"，西医则称其为"歇斯底里球"或"癔病球"等。

可能有的人发觉喉咙里有异物感，就猜测"是不是喉咙得了什么病"，跑去做身体检查。结果不用说，一点问题也没有。但是，喉咙里就是不舒服，有的人坚信自己"绝对生病了"，于是就到处去逛"医生超市"。

血、水、气三者之间相互联系密切，而且都不停地在体内循环，其中任何一个的循环出现障碍，另外两个的循环也随之出现障碍，相应地各自的机能也会受影响。因血、水、气循环障碍而引发的疾病，已经在前面的表中列出了。患了这些疾病正在治疗的人，或者是需要加强警惕的、存在疾病隐患的"预备军"，不要走向歧途，去寻找抑制症状的疗法，而应利用根本的解决方法，也就是提高体温。对此，希望你一定要认真地对待。

测试一下你的体温是否偏低

体温降低会引起各种各样的疾病。就算还没有达到前面的一览表中所列出的疾病，但是很多情况下，体温也会继续下降。如果放任不理，身体肯定会出什么问题的。也许你会问："怎样才能知道自己的体温低不低呢？"这里教给你一个方法：起床两个小时后，用体温计量一量，如果体温是在35℃左右的话，那很显然你就是低体温了。但即使体温超过36℃，也并不代表你的体温不低。请测一下下面5个项目26个问题。如果你多数都能对应上的话，很遗憾，就可以认为你的体温已经开始降低了。

体温低下测试

外观测试
- ☐ 眼睛下面有黑眼圈
- ☐ 脸红
- ☐ 蜘蛛状血管肿（以红肿的疹子为中心，毛细血管呈放射性伸展）
- ☐ 手掌红斑（拇指和小指根部凸起部位出现深红色斑点）
- ☐ 静脉瘤

疼痛测试
- ☐ 有时为头痛所困扰
- ☐ 肘、膝、腰部等处关节疼痛
- ☐ 胃肠不好、胃痛、腹痛

下半身测试
- ☐ 肚脐下面发冷
- ☐ 男性 / 阳痿

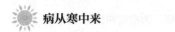
- ☐ 女性／生理痛剧烈、月经不调、阴道不规则出血
- ☐ 尿频或乏尿
- ☐ 痔疮
- ☐ 现在患有膀胱炎或曾经患有膀胱炎

精神状态测试

- ☐ 一点小事就心焦
- ☐ 有时产生不安感
- ☐ 睡眠质量不高

其他测试

- ☐ 目眩
- ☐ 耳鸣
- ☐ 面色潮红（上火）、发呆
- ☐ 容易出汗
- ☐ 有时心跳突然加快
- ☐ 有时感觉呼吸困难
- ☐ 有时手脚浮肿
- ☐ 牙龈出血
- ☐ 经常出鼻血
- ☐ 容易长青斑

体温低下测试诊断结果

测试完了，你有几项符合呢？这个测验很简单，目的就是让你了解一下自己的身体究竟有多冷。低体温是疾病的元凶。也可以反过来说，高体温是健康的源泉。现在请确认一下你的身体究竟是倾向于"温"还是"冷"呢？

符合 4 个以下　温 ●─○─○─○─○　冷

你的正常体温可能已经达到了 36.5℃，非常健康。也许你平时并没有特别地意识到，但是这表明你平时确实合理饮食，不仅避免了暴饮暴食，也在不知不觉中积极地摄取了使身体温暖的食物。恭喜你，你拥有一个"温暖健康的身体"。请继续保持。

符合 5-9 个　温 ○─●─○─○─○　冷

虽然你还没有达到一个"温暖健康的身体"的程度，这有点可惜，但现在身体没有太大的麻烦，作为现代人，你的体温算是优良的。为了让身体变成"温暖健康的身体"，除重新调整你的食物素材、食用方法以及食量外，同时请活动活动身体，锻炼一下身体的"发热机关"——肌肉。

符合 10-14 个　温 ○─○─●─○─○　冷

现代人大部分都处于这种状态。如果进行身体检查，其结果应该也是不容乐观的。虽然不至于每天都暴饮暴食，但这对于你来说并不是件稀奇的事吧。另外，你有水分摄取过量的倾向。马上开始简单易行的"少吃"，多多地利用围腰和怀炉等温暖你的身体吧。

符合 15-19 个　温 ○─○─○─●─○　冷

恐怕你现在正为好几种亚健康症状而烦恼着吧。你可能因为担心身体健康，正在尝试吃各种健康食品、营养保健品。但是，不解决关键的"体温升高"的问题，你的健康问题就得不到改善。请现在开始，每天实行"早餐小型节食"（可不是绝食，详情请参看第四章），并且每天步行一站地吧。

符合 20 个以上　温 ○─○─○─○─●　冷

你是不是正在受重病的折磨？你是不是认为体力和气力的下降都是

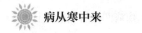

因为"年龄的缘故"或"繁忙的缘故"呢？根本的原因其实是"体温的下降"。为了阻止症状的恶化，从今天起，你的所有生活习惯都需要进行调整。不仅要实行"早餐小型节食"，还要积极摄取阳性食品（请参考第四章），注意通过洗澡、桑拿、运动等手段排出体内水分，提高体温。还有，心情（血、水、气中的气）低落，身体也会变冷。所以有必要找到自己的兴趣爱好，或适当地娱乐自己，让我们的心灵也感到温暖。

年轻人，你们也要注意肾虚了

前面一节里"下半身测试"中第一个问题是"肚脐下面发冷"。中医认为"肚子才是身体的中心"，日语里把肚子叫作"中心"就是由此而来。这么重视肚子是有原因的。下半身有肾脏、泌尿器官、生殖器、副肾，这些总称为"肾"。"肾"的健康程度标志着人的生命力的顽强度，"肾"处于衰弱状态时称其为"肾虚"，这不仅是肾脏、泌尿器官、生殖器、副肾等脏器的衰竭，更是整个身体的衰竭。另外，"肾"的衰弱会导致腰腿的不便，出现腰痛、膝痛、腿抽筋等症状。因为腰腿的机能同眼睛的机能呈正比关系，因此同时还会出现老花眼、白内障、绿内障等症状。也就是说，"肾虚"也可以说是衰老现象之一。

"肾"如果能健康运转，其所在的下腹会变暖，可以说，如果下腹变冷，就意味着"肾"机能的低下。下腹肌肉又称为"天然围腰"，如果这个部位的肌肉适度，其发热功能就会保持腹部的温度。"肾虚"的人多半是下腹甚至全身的肌肉衰竭。

肾虚是一种衰老现象。最近，四五十岁本应与衰老无缘的人有相当多的出现了肾虚的症状，尤其令人担忧的是20多岁的女性疑似患有肾虚的人大幅增加。

　　职业女性铆足劲儿工作是件好事，但是把月经不调、严重的痛经当成工作压力及不规则的生活所引发的职业病来处理，就不合适了。患有子宫肌瘤和子宫内膜炎的年轻人群增大了，有人认为这也是工作强度大造成的，实际上这都是"肾虚"的不良后果。这不仅仅是健康程度低下的问题，更是严重的生命力低下的问题。

　　凡是来看病的患者，我都让他们仰卧在床上触摸他们的腹部，大部分女性的腹部都有丝丝凉意。女性比男性肌肉少，脂肪多，肌肉能发热，脂肪却是能散热。因此，女性的身体天生就比男性容易变冷。再加上暴饮暴食、过大的压力、水分摄取过量、运动不足、办公室里整天开着空调等的影响，更加助长了体寒的嚣张气焰。她们不仅身体冷，在我用手心按压她们的腹部时，腹部完全没有抵抗——没有肌肉，好像能一直按到后背上去的感觉。

　　肾虚虽说是衰老现象之一，但是，患有肾虚的年轻人群不一定马上会出现老花眼、白内障、绿内障等症状。有很多人是下半身比上半身瘦，没有上半身强壮，整个人看上去没有一点朝气，体力下降容易疲劳。另外，除了刚才提到的月经不调、痛经、子宫肌瘤、子宫内膜炎之外，肾脏的疾病——肾炎、肾硬变等的患病率，也会升高。而男性得了肾虚后，会出现勃起障碍、无精子症、尿频、乏尿等症状。

　　年轻人患肾虚，最严重也是我最担心的问题是会造成"生殖能力下降"。老天赋予人类的最大的使命是留下子孙，如果说这关系到一个国家的繁荣昌盛，一点也不为过。患了肾虚不管你怎样盼望也生不了孩子，最后使得连积极面对生育问题的气力都丧失殆尽。生殖能力是显示人的生命力的最大的标志，是人体健康程度的标志。在日本，不孕和少子化问题日趋严重，日本政府为了制定出相应的对策，分析少子化的原因。总结出来的原因有很多，例如女性走向社会，终身雇佣制的崩溃

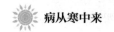

使人们对未来充满不安，收入差异增大，教育费用增加，等等。毋庸置疑，这些因素确实是和少子化不无关系。但是，我觉得根本的原因在于人们的身体陷入了"无法生育"或者说是"肾虚"的状态。

肾虚也是受低体温所害而引起的疾病之一。我小的时候，大人的平均体温是 36.5℃，儿童的平均体温比大人还高，有 36.8℃ ~ 37℃。但是，现在有 40% 的儿童体温不到 36℃。平时诊断中几乎看不到体温 36.5℃ 的儿童，大部分都是在 35℃ 多。这些体温低的孩子长到成人阶段，再加上肾虚等症状，少子化问题恐怕会变得更加严重，以至于无法解决。

你认为正确的饮食习惯可能会影响你的健康

大家都知道，食物能造就我们的血，造就我们的肌肉。吃饭是成就健康体魄的第一步，但是，饭吃得不好会起反作用，导致身体生病。现在普遍的观点是高蛋白、高脂肪的西餐对身体不好。还有很多更加注重保健的人，他们还会关心食物原材料的栽培安全和新鲜程度，看是不是"有机无农药栽培"，是不是"产地直接运送"，等等。

饮食是健康的根本，注意食物原材料和料理方法这种做法很好。另外，即使一个人吃饭，也要认真准备，吃的时候要慢慢咀嚼。这样，不仅肚子饱了，心里也觉得饱了。要是和家人或亲密的朋友一起吃，边吃边聊，吃饭会变得更加有滋有味，既是生存所必需的营养，又包含了乐趣，这就是饮食。希望我们一定不要马虎对待饮食，要学会正确的饮食知识，重视每一顿饭。

为了把我们的饮食管理得更好，让我们首先了解一下大家仍深信不疑的关于"饮食的谎言"。

不要让早餐成为肠胃的负担

在伊豆的疗养所，"节食后的饮食"的处理是最为慎重的。在疗养所疗养1周～2周，接受完节食治疗的人，要花3天～4天先喝米汤、粥，慢慢地回到正常的饮食。回归正常饮食的这段时间比节食期间更费脑筋。这是因为，节食的时候胃肠是处于休息状态的，不能突然给它们过重的负担。连续数日的节食过后，一下子回归正常的饮食，会出现腹痛、呕吐、心情不快等症状，严重的话还会有肠梗阻的危险。

实际我们每天都在进行一种小型的断食，这是指睡眠的时候。睡觉时我们不吃不喝，就是在"断食"。因此，可以说早餐是小型断食后的第一顿饭。"早餐信仰"现在仍然根深蒂固，大家都说，"早餐是一天活力的来源，应该吃好，即使没有食欲，也要把食物咽下去。"但是，这种断食后突然摄取食物无疑给胃肠造成负担，即使你不吃西餐，吃米饭、酱汤、烤鱼、纳豆等纯粹的日本食物也一样。

不要让早餐成为肠胃的负担

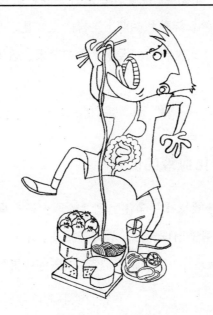

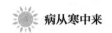

有很多成年人早晨没有食欲,这个时候正确的做法是,不仅是早餐,只要没有食欲就不吃东西。也不要对生病的人说"不吃东西就没有精神",强行让他吃下烧肉、牛排等食物,消化不良、痢疾、呕吐都是由此引起的。同理,勉强吃下早餐对身体也是有百害而无一利。

因为早餐是节食后的第一顿饭,为了不给胃肠造成负担,只喝胡萝卜苹果汁和姜红茶就足够了。这两种都是饮品,不会给胃肠增加消化吸收的负担,适合节食后的身体,并且能充分提供上午身体活动所必需的矿物质、维他命、糖等成分。

多吃富含维他命的生蔬和水果的误区

蔬菜和水果是公认的"健康饮食的代表",但是,这两种食物水分多,而且通常冷藏后再吃的情况比较多,有让身体变冷的副作用。

一流的运动员中虽然有完全素食主义者,但是这一部分人活动肌肉的机会要比一般人多得多,肌肉产生的热量使得体温不会下降。

生吃蔬菜时,如果放上能使体温上升的盐,就可以中和蔬菜让身体变冷的作用。另外,洋葱和胡萝卜这样的根类蔬菜能使体温上升,做色拉的时候最好放上这些材料。至于水果如苹果、樱桃等,则不会让身体变冷。

多喝水能净化血液的谎言

"大量补充水分能稀释并净化受到污染而变得黏稠的血液……"这个观点听起来似乎有些道理,但是其实正相反。水分增加,血液的总量也随之增加,导致心脏的负担加重,使高血压症状更加恶化。过剩的水分还能使身体变冷，导致身体无法燃烧血液中的废弃物。

另外，好像有很多女性一天喝几升矿泉水，说能够美容，对皮肤好，治便秘，等等。对这种做法，也要打上一个问号。因为水分让身体变冷，就会让肌肤失去血色，而且体温低下，肌肤的新陈代谢也会随之变差。

摄取水分利于通便的说法也有待商榷。即使真的有效，也只是过量的水分使得排泄器官的机能弱化，引发痢疾，这也不是健康的排便。而且这种方法有时会使排泄器官温度降低，反而引起便秘。

牛奶并不是所有人的"优质健康饮品"

牛奶富含钙质，使骨骼健壮，还包含蛋白质、脂质、糖分、维他命等，被称为"优质健康饮品"。从营养方面来看，牛奶里面包含的营养成分自不必言。但是，牛奶原本是牛的奶，是与我们人类不同的动物的东西，到底这些营养成分是不是也适合人体吸收，还是留有疑问的。还有，亚洲人不像欧美人那样身体里富含能够消化牛奶的乳糖酶这种酵母，所以认为"牛奶是优质健康的饮品"，我觉得还是有点草率。

进入20世纪90年代以后，乳制品的摄取量增长到了50年前的19倍。但是儿童骨折、老年人骨质疏松症的人数却一直保持增长的趋势，我们无法说现代人的骨骼变强壮了。

人的身体有选择食物的本能，知道哪些"对自己的身体好"，哪些是"身体所必需的"。如果你的身体告诉你"喜欢喝牛奶"，那么你还是照常喝，牛奶最适合你的体质。但是，如果你"不喜欢牛奶的味道"，或者"喝了之后肚子不舒服"，请不要相信"牛奶对身体好"的谎言而勉强自己喝。

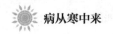

牛奶不是绝对的健康饮品

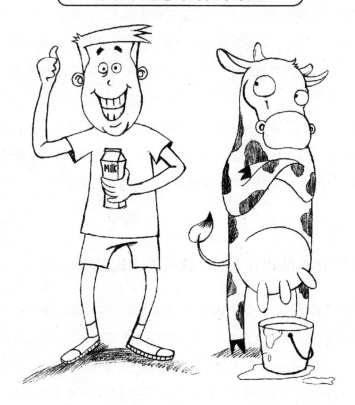

不良生活习惯是体温低的罪魁祸首

　　街头巷尾各种各样的"健康情报"泛滥成灾，里面有只能流行一时的东西，也有确实不错的东西。但是，就我个人而言，有很多我觉得实在是不能推荐给大家的。下面，我就现在广泛流传的"健康情报"中自己抱有疑问的几项略述一二。

经常服用止痛药会使身体变冷

疼痛有很多种，如头痛、腹痛、生理痛等。针对各种疼痛，都有对症的药在药店出售，人们很容易就能买到。这同时也证明了有疼痛烦恼的人很多。

我并不是想说这些止痛药都不可以用。因为作为成人，不管是于公于私，有时都必须想尽办法抑制住疼痛，以应对必须应对的事情。

作为一种应急措施，服用止痛药也是没有办法的事。但是，长期服用此类止痛药的话就有问题了。药都是化学合成品，是由人类制造出来的，都是自然界里没有的东西。所以，身体长期吸收这类物质是不可能有好处的。另外，多数止痛药能使体温下降，长期服用体温会越来越低。这样，本来想止痛，却又引起了疼痛以外的其他疾病。

警惕营养保健品减退你的身体机能

我记得营养保健品刚刚出现的时候卖得特别贵，一小瓶就要好几百元。现在不只是药店有售，人们在便利店和超市随随便便就能买到各种各样的营养保健品。有的人常备几种药丸，分开服用，常说"肌肤没有光泽时吃点维他命 C"，"焦躁不安补点钙吧"。也有每天吃"综合维他命药剂"的。

营养保健品原本是"补充营养的食品"，是用来补充体内缺乏的维他命、矿物质等物质的，但是，这些体内缺乏的物质本应该由食物来提供。食物进入体内后，要经过消化、吸收、分解等一系列复杂的过程；而通过服用营养保健品补充营养物质时，越过了这些复杂的过程，直接就能让身体吸收这些营养元素。于是，身体摄取食物时的真正意义上的消化、吸收、分解等机能下降了，也就是说，身体将慢慢变成只能通过服用营养保健品来补充营养元素的"懒惰的身体"。

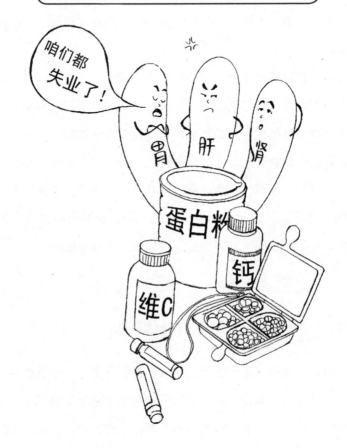

喜欢不喜欢由身体说了算

大家都认为不挑食、什么都吃是件好事，但是，真的是这样吗？

阿拉斯加不生产蔬菜，因纽特人靠吃生肉摄取维他命。但是，这不等于说我们也可以吃生肉。印度人为了抵抗酷暑，靠吃放足香辛料的咖喱来促进新陈代谢。但是，不见得我们也能把咖喱当作家常饭。

地域不同，适合人的食物也不同。同理，我们每个人都各不相同，适合的食物也是不同的。如果只吃适合自己体质的食物，人们说这是"偏食"。其实，每个人的体质都不同，对此，我将在第三章中做进一步的说明。体质不同，身体需要的"食物"也就不同。大部分情况下，人会下意识地选择自己喜欢的食物，这才是"偏食"的真正意义。

统一化的健康信息到处流传："不能吃盐，因为会导致高血压。""要多吃醋，因为对身体好。"毫无防备地相信这些说法，即使想吃盐也克制自己，不喜欢吃醋也强行灌下去，这样做对健康其实有百害而无一利。盐有提高体温的作用，而醋则是降低体温。"想吃咸的东西"是因为体温下降了，身体通过味觉告诉你应该提高体温了。"不喜欢吃醋"也是体温下降后身体的自然反应，这种反应会转化成味觉来通知你。

上文中提到过量食用生的蔬菜和水果不好，但是如果你想吃，觉得它好吃，那么吃吃也无妨。如果你觉得它不好吃，只是因为大家都说吃了对身体好，就强迫自己吃，这就有问题了。要对自己的味觉（身体的本能）充满信心，最好是遵从身体的意见开展饮食生活。

正确的洗浴方式才会提高体温

大家都很喜欢洗澡。在城市的大街小巷，我们看到温泉、SPA、洗浴中心比比皆是，"温泉疗养"自古就广为流传。但是，由于现代社会生活节奏的加快，大家洗澡时，常常都用淋浴简简单单地糊弄过去，好好地泡在浴盆里洗的人越来越少。

"晨浴"这个词流行开来后，很多人，特别是女性在外出前都只匆匆地淋浴一下。这种淋浴不仅无法让身体从内部变暖，如果淋浴后马上就去上班或上学，洗澡的目的简直就是为了让身体变冷。我认为女性体

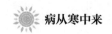

寒状况的日益恶化，患肾虚的女性的逐日增加，与早晨的淋浴也不无关系。

实际上，洗澡的意义并不是单纯地保持清洁。洗澡是非常重要的习惯，好好地泡在浴盆里，能促使全身的血液流动，大量出汗，不需要费力，身心都能放松，心情特别愉快，同时又能使体温上升。

没有泡澡的条件，不能经常泡澡的话，也可以养成早、晚用热水泡脚的习惯。清早泡脚，会令你神清气爽，迎来清新愉快的一天；晚上泡脚，会使你压力顿消，香甜入梦。

抑郁症与低体温摆脱不了干系

当今时代是"压力的时代"，因抑郁症而苦恼的人越来越多。抑郁症又称为"心灵感冒"，不管是谁都有可能患上。虽说早发现早治疗就能够痊愈，但是，抑郁症和别的病一样，很难在早期发现。

抑郁症有症状较轻的，也有症状比较严重的。不管是周遭的人还是自己，要花很长时间才能发现自己得了抑郁症。做什么都很努力的人得抑郁症的概率要高，很多人出于对工作和家庭的责任感，总是勉强自己做这做那，即使出现抑郁症的症状也认为是自己的心理作用，不去在意，导致病情恶化。

抑郁症最初的表现是身体呈现亚健康状态，以及食欲不振、失眠、不安感、没有干劲等很多症状，恶化后会有自杀的想法。抑郁症患者的增加直接导致了自杀者的增加。而且，还有另外一个因素，那就是低体温也会诱发抑郁症。

抑郁症最显著的症状就是上午没有精神。我诊断的患者当中，有一个人因患上抑郁症不得不长期请病假。他也是上午身心疲惫，没有力气动，但一到下午，就开始活跃起来。顺便说一下，这位患者的体温只有35℃多一点。到了下午，气温升高，体温也稍上升，同上午比起来，心情多少要轻松一点。

另外，根据季节的不同，抑郁状态会缓和或加重，这被称为"季节性抑郁症"。这类患者在气候温暖的春夏几乎感觉不到郁闷，而到了秋季到冬季的过渡时期，空气渐渐转凉，会逐渐出现抑郁症的症状。一进入冬天就完全陷入抑郁的状态，即进入所谓"冬季抑郁症"的高发期。这种状况将会一直持续到第二年的春天。

由此可见，气温和体温对抑郁症的症状有很大影响，这在中医里自古就有记载。中医认为抑郁症以及所有心理疾病都是"阴性病"。在印度，心理疾病被称为"月之病"；在欧美，对一些行为举止表现奇怪的人都称之为"lunatic（luna 是"月"的意思）"。"月"是和"太阳"相反的存在，相对于太阳的"阳"，"月"代表了"阴"。虽然国家不同，对于心理疾病都用阴的代表——月——来表现。这确实是件不可思议的事情。

众所周知，导致抑郁症的最大因素是压力。精神长期处于紧张状态，血管收缩，血液流动受到阻碍，结果造成体温降低。所以抑郁症的直接原因，与其说是压力，倒不如说是由压力过大而引起的体温下降。

患上抑郁症的人，多半是做事极端认真，不懂得如何让自己的心情放轻松，不知道怎样省力气。那就请我们先尝试一下让身体暖起来，感到累的时候，我们会本能地寻找温暖的东西：一杯热的红茶、盛满热水的浴盆、松软暖和的被窝……这些东西不仅能够温暖我们的身体，驱除导致抑郁症发病的"寒"，还能帮助我们放松绷紧的神经，让我们喘口气儿。

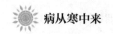

想让孩子更聪明，就去"温暖"他们吧

抱婴儿和小孩的时候，总觉得他们身上特别暖和。小孩子爱玩爱动，动不动就哭，哭完了马上就能笑出来，只要醒着就没有一刻闲着的时候，所以他们全身都是发热体，体温高也是理所当然的。

但是，现在不仅成年人体温持续下降，孩子的体温也开始出现下降的现象。我小的时候，大人们的平均体温是36.5℃，孩子的体温是36.8℃~37℃。可现在大部分孩子的体温不到36℃，我坐诊的时候从没见过体温36.5℃的小孩，基本都是35℃多一点。越来越多的孩子竟然患上了"成人病"，如糖尿病、高血压、高血脂症等。这是因为孩子同大人一样体温低，不能够充分燃烧体内的糖分和脂肪，也难怪他们患上本应是大人才有可能会得的病。

孩子体温的下降，虽然很大程度上是因为饮食生活出了问题，但我认为问题更在"肌肉力量的减退"上。日本文部省在2004年以6岁~79岁的人为对象，进行了运动能力调查，并公布了调查结果。测试项目有握力、仰卧起坐、前屈、反复侧跳、长跑、短跑、立定跳远、软式垒球等，虽然年龄不同，测试的项目也会有所不同，但主要都是测试持久力、爆发力以及柔韧性的。

调查结果表明，几乎所有年龄段的人测试结果都不够理想，包括儿童。由此，我们可以看到，现代人不管是成人还是孩子，都不经常活动身体，因而导致了人们的体温普遍偏低，这正说明了肌肉运动与体温上升有着密切的联系。

肌肉的力量与骨骼的强壮程度是成比例的。骨骼如果没有受到肌肉运动的刺激，吸收再多的钙也不会变强壮，它会变得很脆弱，轻轻地跌倒都可能骨折。最近，脚心的肌肉不发达，得扁平足的孩子日益增加。

温暖的身体让孩子更聪明

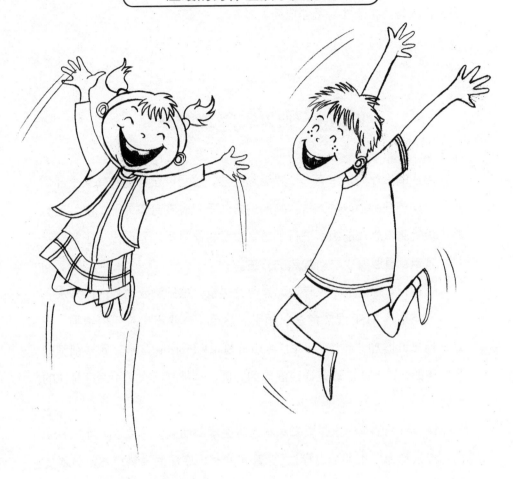

这并不是鞋子出了问题，而是因为他们不活动腰腿，缺乏运动，从而使还处在发育期的自己失去了形成脚心的机会。

　　肌肉力量减弱，体温也随之下降。日本文部省的运动能力调查结果显示，肌肉力量减弱与近来孩子们的低体温化有着密切的联系。最近的孩子们患近视、特异性过敏、哮喘等疾病的人增多，这些全都是阴性症状。身体一旦陷入阴湿的状态，心也会变得阴湿，欺负弱者和自杀等负面现象才会在孩子们之间增多。

　　如果你想让自己的孩子健康而充满活力，就不要只在幼儿教育上绞

63

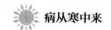

尽脑汁，也不要只是一味地让他去补课。让你的孩子坚持锻炼身体，提高他们的体温，这才是最佳捷径。

用温热的力量杀死癌细胞

癌症的治疗方法中有一个是温热疗法，这是给全身或身体某个部位加热，使癌细胞消散的方法。加热的方法不只是在身体外部加热，还有将电极针刺入患癌的组织进行加热，以及将器具插入管道内（子宫、胆管、食道、直肠等）进行加热的方法。

这种针对癌症的温热疗法，是通过热量让癌细胞死亡的治疗方法。

近年来，"HSP温热疗法"颇引人注目，它并不是杀死癌细胞，而是利用热量增加"热休克蛋白"（Heat Shock Protrin），修复受损细胞的蛋白质的一种方法。这是通过温热的力量，从细胞层次入手治疗身体的划时代的疗法。

这个研究的第一人是爱知医科大学医学部助教伊藤要子，她把HSP温热疗法称为"柔和加温疗法"。普通的对抗癌症的温热疗法，必须提供43℃以上的高温才能杀死癌细胞，而HSP温热疗法只需要38.5℃的柔和温度就能起到显著的效果。

构成人体的大约60兆个细胞中，大部分都是由蛋白质所构成的。这些蛋白质如果受到损伤，就会导致人生病。HSP具有修复这些损伤的作用，细胞受损时会自动产生HSP来进行自我治疗。说起"压力"，一般都是指精神紧张，医学上将"紧张状态"定义为"精神、物理、化学刺激使得状态发生改变"。如果把炎热、寒冷等气候的冷热变化称为是一种压力的话，受伤、瘀血、出血等也是一种压力，发烧也可以说是压力的一种。

各种各样的压力都能产生 HSP，其中发烧所引起的压力产生的 HSP 最多。也就是说，提高体温，能够促使蛋白质 HSP 的生成，以治愈细胞本身所受到的损伤，从而提高自我治愈能力。

我在和伊藤老师谈话时，也从她那里听到了很多关于体温升高，治愈了癌症的病例。"有的患者诊断患了进行性胃癌，并且已到了晚期无法手术，实施 HSP 温热疗法以后，恢复了体力，顺利地做了剖腹手术。""有的患者患了甲状腺髓状癌，转移非常快，通过 HSP 温热疗法、外科手术、放射性治疗，恢复了健康。"

不只是癌症转移到全身的病例，没有发生转移的癌症也可以通过全身加热和局部加热两种方法进行治疗，要点是一定要使肚子变暖。因为人体约七成的免疫细胞都存在于肠内，所以只要腹部温暖了，免疫力相应就会得到提高。中医认为肚子是身体的中心，所以将肚子叫作"中心"（日语里的"中心"就是"肚子"的意思），这也是伊藤老师着眼于此的原因所在。

HSP 温热疗法已经取得了非常显著的成果。但是，我们不一定非要等到万不得已的时候才使用这种疗法，日常生活中我们也可以吸收这种疗法中的精髓部分，并加以运用。平时就注意保持体温，塑造出一个不得病的身体。为了达到这一点，从下一章开始，我将说明具体的做法。

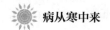

第二章小结

体寒是由于体内的血液、水和气的滞留引起

提高体温，要改变不良的生活习惯

小腹的冰冷是生命力低下的标志

抑郁原来也是源于体寒

温热的力量有助于癌症的康复

第三章

掌握自己的体质，科学地提高体温

只凭检查结果无法了解身体状况！

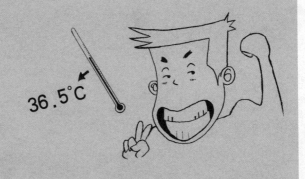

虽然现代医学发达，但并不完善。西医往往把注意力放在症状和与之相应的检查结果上，而忽略了患者的身体感觉。中医从人的阴阳体质出发，区分寒热，注重阴阳平衡，即使是同样的症状，也会根据患者体质的不同，开出不同的药方。同样，每个人都应该了解自己的体质，以便选择适合自己的食物和生活习惯，提高体温，保持健康！

感到身体不适去医院检查，检查结果却是"一切正常"，可身体状况没有好转反而恶化，于是又去别的医院检查，检查结果依旧是"一切正常"。明明觉得身体不对劲儿，却得出这样的结果，总觉得检查结果有问题，于是再换到另一家医院……

像这样的情况也许你也碰到过，莫名其妙地感到身体不舒服，去医院治疗，医生又说"原因不明"，只好拖着不适的身体，逐个医院地去寻访名医，就像是在逛"医生超市"。当然，其中有的人得的病确实是很严重的疑难杂症，几乎没有过病例，以致无法确诊，只是这样的例子毕竟非常少见。

西医"对症疗法"的多米诺隐患

对西医来说，身体不适是最难对付的病症了。因为事实上，身体不适和引起人体发病的"寒"，在西医里都没有被当成病来对待。

在查找病因时，忽视了"寒"这一致病要因实在是有点儿令人费解。我甚至可以这样想，在逐年增加的医疗费的背后，是不是存在很多对"患者寒症的漠视"呢？

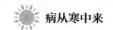

逛"医生超市"对患者来说是个不轻的负担，不应该提倡，但与其碰到那些不负责的医生，被草草诊断成"某某综合征"、"某某病"，然后接个大处方，糊里糊涂地吃下一堆药，倒不如抱着怀疑，努力探求可以接受的诊断，去逛"医生超市"。从这个角度来说，这种做法或许更具有积极的意义。

现代医学的弱点

医生的职责并不只是"写个病名"那么简单，而是应该查清病因并且予以消除，使患者的身心恢复健康。但是，在当今的医疗现场，我们却看到许多医生好像都在为"写病名"而拼命工作，对于患者的病情状态和苦心倾诉置若罔闻，他们只把注意力放在了检查数据上。

有一天早晨，当时在东京医科大学上学的大女儿给家里打来了电话，告诉我"肚子疼得厉害，还吐了"。我一听就立刻怀疑是某种食物中毒，问她前一天都吃什么东西了，她说"吃了牡蛎"。我更确认了自己的判断："哦，原来如此。"我便联系了东京的急救中心，安排将女儿送到其就读的医大，才松了一口气。

但是，为女儿诊治的医生却拿出这样的诊断报告："腹痛，可能是大肠炎引起的；照了 X 光后，发现也可能是肠梗堵；伴有腰痛，有胰腺炎的可能，有必要检查一下是否患卵巢炎症等妇科疾病；白血球增多，已经引发炎症。"

诊断报告上罗列着许多引起呕吐和腹痛的疾病名称，但就是不见"食物中毒"一词。虽然做了各种各样的检查，但是最重要的"问诊"却被忽视了。后来我与该医生通了电话，进行了一番交谈，诊断结果最后还是确定为"食物中毒"。放下心来的女儿打了点滴之后，第二天就

康复出院了。这件事让今年就要当上医师的女儿亲身体验到了现代医学
的弱点。

　　只重视检查的数值，单凭检查结果定病名，然后机械地将症状和药
组合在一起，用这样的治疗方法，多数都无法对疾病进行根本性的治
疗。而且，药或多或少都会有副作用，一个症状治好了，所服药的副作
用又会引发其他的症状，结果就可能导致要吃的药越来越多。

　　例如，为了治疗哮喘，假设要开支气管扩张剂、祛痰剂、消炎剂和
类固醇。若长期服用，由于类固醇的副作用，会引发糖尿病；为了抑制
糖尿病的症状，又开了治疗糖尿病的药，同样会出现副作用，又引发了
胃溃疡；接着就又要吃胃药，引发了骨质疏松，于是又吃维他命 D……
就这样，就像多米诺骨牌一样，引起了连锁反应。所以，药物虽然能治
疗特定的症状，但结果却又会引发其他的症状。

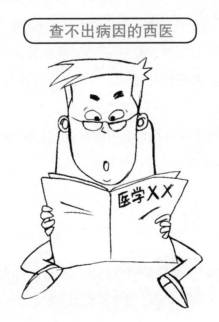

查不出病因的西医

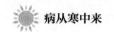

类固醇广泛应用揭开了现代医学的伤疤

因为例子中提到了类固醇,所以顺带介绍一下这种药。以特异性过敏、疑难杂症的治疗而著称的药剂类固醇,可谓是医学界里的"传家之宝"。发生交通事故大出血,陷入濒死状态的患者,打了类固醇的点滴后,都有可能舒缓过来;哮喘严重发作,面色青紫的患者,注入类固醇后,也可戏剧性地变好。但类固醇既是"传家之宝",又是一把"双刃剑"。一开始,它会有非常神奇的治疗效果,但是持续服用后,就会产生各种各样的副作用,如浮肿、紫斑、多毛、脱毛、瘙痒、出汗异常、色素沉淀、体重增加、呕吐、头痛、失眠、关节痛、容易疲劳等。

类固醇多用于治疗诸如贝却敌症候群、再生不良性贫血、克隆病等多种原因不明的疑难病。但是,这些病既然病因不明,又如何能够治疗呢?科学就是对所有的现象都应究其原因,而一向把中医和东方医学看成是"非科学"的现代医学,却在不了解病因的情况下,让患者轻易地、长期地服用类固醇这种药性强烈的药。对此,我心里抱有一丝疑问。

无法查明病因就下手治疗,这不是根本的治疗,只能称其为"对症疗法",这种疗法并不能从根本上治愈疾病。这种治标不治本的疗法的广泛应用,象征性地反映了现代医学的实态。

根据体质的不同而对症下药的中医"随症疗法"

患者来医院看病,我都是先听他们讲话。我们的眼睛有两只,耳朵也有两只，嘴却只有一张。眼睛和耳朵是接受信息的器官，而嘴是发送信息的器官，所以是否可以说，我们应该多听多看，注意收集情报，这些通常比说更为重要呢？

最近经常听患者说："石原医生一边看我的脸，一边认真听我讲话。在之前的医院里，医生只看检查结果和 X 光照片，从来不看我的脸。"

中医诊断的基本是"望、闻、问、切"。"望"就是在患者踏入诊断室后，观察他的走路方式、面色以及舌头的状态等；"闻"是指听取患者声音的状况、咳嗽的类型、呼吸的速度等患者发出的信号；"问"是询问其症状、既往病历、生活习惯等；"切"是触诊，触摸患者身体，诊断其状态和反应。

通过"望、闻、问、切"这一系列过程，医生了解了患者身体状况，开出与之病情相对应的中药药方。即使是同样的症状，也会根据患者体质的不同，而开出不同的药方。不像西医那样，对病不对人，咳嗽都开镇咳药，头痛都开止疼片，只是根据患者的症状开药方。

比如，有两名女性均因为更年期障碍而烦恼，症状都是更年期障碍所特有的症状，肩酸、头痛、目眩、面色潮红、心悸、气喘等。但是，我并没有因此给她们开同样的中药。其中肤色白皙、身材比较丰满、腹部柔软没有什么体力的人，我给开了当归芍药散。另外一个体格健壮易便秘，还有点高血压的人，我给开了桃核承气汤。

当归芍药散含有利水和化瘀血（促进血液循环）的成分。"肤色白皙、身材比较丰满、腹部柔软没有什么体力"的人，是由于体内水分蓄积，造成血液循环不良，当归芍药散对她能起到排出水分和促进血液循环的功效。

另一个"体格健壮易便秘，有点高血压"的人，也同样有瘀血，但是这种类型的人面色潮红的倾向严重，桃核承气汤不仅能促进其血液循环，还能散热消炎。

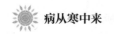

虽说如此，也不一定是更年期障碍都要服用这两种药。如果看到患者出现更年期障碍的症状，就机械地开出药方，不是当归芍药散，就是核桃承气汤，那么药的成分在某些人身上可能会很有效，但对另外一些人来说，这些药也许非但没有什么效果，反而还有可能会使症状恶化。可是，西医里并没有把人的体质分成阴性（怕冷）和阳性（怕热），所以开药方的时候，都只是将病名和药机械地对应起来。

有的人在盛夏吃滚烫的拉面，脸上也是一片清爽，不出一滴汗，而有的人则是常常汗流浃背。到了春天，花粉开始肆虐，有的人为花粉症而烦恼不已，控制外出，而有的人则毫不在意地依然在街上逛荡。同样的体验，同样的季节，同样的土地，每个人的感受却全然不同，就像每个人的脸长得不同一样，每个人的体质也是不同的，所以感受不同也是理所当然的。我在下一节中会讲述中医将人的体质分为"阴"和"阳"两种。

"望闻问切"可以说是为了掌握患者的体质以及目前的身体状况而存在的。弄清楚患者的体质和身体状况，就能导出"证"。所谓"证"，是订立治疗方针的"目标"与"证据"。如果能正确地判断"证"，以此为基础制定治疗方法，这叫随证疗法。

找到了"证"，就能订立治疗方针，所以定不定病名都无所谓了。治疗的目的不是确定病名，而是弄清楚具体的症状，依据患者的情况开出适合患者体质的药，指导患者改善生活，帮助患者恢复身体健康。所以，治病的第一步不是"确定病名"，而是弄清楚"证"。

但是，有的时候，很难确定"证"，所以不知道应该开什么药。这时可以让患者去舔一下药，如果觉得"好吃"，就把药开给他。实际上这种方法确实很奏效。持续治疗一段时间后，患者一旦觉得"症状有所改善，差不多该停药了"，他们可能会对医生反映说，"这些药以前觉得好吃，现在不知道为什么和以前不一样了，总觉得变得难吃了"。这是因为身体通过味觉能够找到自己需要的、对自己有好处的东西。人的身体真的是太神奇了。

测试一下你的体质是阴性还是阳性

我们经常说"做什么事都要适度"，"中庸是最好的"，其实人的身体也一样。在前面的小节里提过，诊断的时候，要判断患者的体质是"阴"还是"阳"。实际上，除了"阴性体质"和"阳性体质"之外，还有一种"中性体质"。"中性体质"按照字面意思就是指处于"阴性"和"阳性"之间的体质，中医里认为身体若保持中性的话，就不会生病。

不管是阴性体质还是阳性体质，身体状况都是靠近阴或阳两个极端，因此才会导致身体不适甚至患病。借助中药的力量进行调节，将靠近阴阳两个极端的身体恢复到中性体质，这就是中医治疗的精髓。

阴性体质和阳性体质的人不只是所服用的药物不同，喜欢的食物饮品也不同。因为食物也可以分成两种，即让身体变冷的"阴性食品"和让身体温暖的"阳性食品"。阴性体质的人吃阳性食品，阳性体质的人吃阴性食品，这样渐渐地中和，体质就能够变成中性体质。

判断自己的体质是阴性还是阳性，有利于疾病的预防，是选择对身体有益的食物的重要指针。请阅读测试表上的问题，回答"是"或者"不是"。回答"是"比较多的那一项，就是您的体质。以此为基础，请再参照第四章阴性食品和阳性食品的介绍，选择适合自己体质的食品。如果您是属于中性体质，那就请您继续保持现在的生活习惯和饮食习惯。

	阴性体质	中性体质	阳性体质
体型外观	☐ 瘦 ☐ 脸色苍白 ☐ 白发 ☐ 脖子细长 ☐ 大眼睛双眼皮 ☐ 驼背	☐ 一般 ☐ 脸色不红不白 ☐ 正常 ☐ 脖子不长不短 ☐ 小眼睛双眼皮、 　大眼睛单眼皮 ☐ 都不是	☐ 有肌肉 ☐ 脸色红 ☐ 秃顶 ☐ 脖子粗短 ☐ 小眼睛单眼皮 ☐ 姿势优美
身体状况	☐ 体温低 ☐ 食欲不振 ☐ 低血压 ☐ 怕冷（体寒） ☐ 没有体力 ☐ 晚上精神 ☐ 容易拉痢疾 ☐ 尿液颜色浅 ☐ 贫血	☐ 36.5℃ ☐ 一般 ☐ 血压正常 ☐ 都不是 ☐ 正常 ☐ 白天精神 ☐ 一般 ☐ 黄色	☐ 体温高 ☐ 食欲旺盛 ☐ 高血压 ☐ 怕热 ☐ 有体力 ☐ 早上精神 ☐ 容易便秘 ☐ 尿液颜色深
疾病倾向 （易患疾病、正 在治疗的疾病）	☐ 胃炎、胃溃疡 ☐ 过敏 ☐ 风湿 ☐ 精神疾患	☐ 正常 ☐ 正常 ☐ 正常 ☐ 正常 ☐ 正常	☐ 脑卒中 ☐ 心肌梗塞 ☐ 欧美型癌症（肺 　癌、大肠癌等） ☐ 糖尿病 ☐ 痛风
性格行动	☐ 神经质 ☐ 经常烦恼 ☐ 消极	☐ 都不是 ☐ 都不是 ☐ 都不是	☐ 豁达开朗 ☐ 爽朗 ☐ 积极

第三章小结

只凭检查结果无法了解身体状况

服药过量会引发新病

了解体质能够合理有效预防疾病

第四章

能提高体温的生活习惯指南

还来得及!

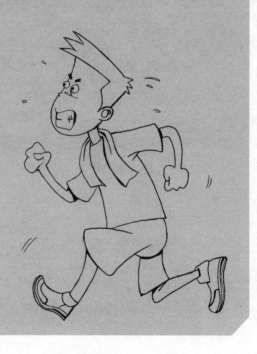

明白自己的身体阴阳之后，你应该做的就是找到适合自己体质的食物和养成有利于自己体质的生活习惯。合理的膳食、强壮有力的肌肉是我们提高体温的有效保证。

在第三章的最后，已经请您测试了自己的体质是阴性还是阳性了。如果您的体质处于这两个极端，那么请您慢慢调节，将其转换成中性体质，这能够预防疾病，改善病情。对此，最重要的就是选择食品。

了解食物属性，找到适合自己体质的食品

人的体质有阴性阳性，食物也有阴性和阳性。阴性食品的作用是使身体变冷，阳性食品则是使体温升高。也就是说，阴性体质的人应该吃阳性食品，阳性体质的人应该吃阴性食品，这样身体就能保持平衡，能够向中性体质转变。

一提到要判断食品的性质，有的人可能就会认为必须得记住食品的卡路里和营养成分，太过麻烦。但是，卡路里和营养成分都是西方营养学的概念。用中医的理论判断食品的性质，实际上非常简单，没有必要想得太复杂。

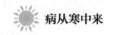

怎样选择有益我们身体的食物

判断阴阳的要点："颜色"和"形状"

中医里有"相似理论"，这种理论是指"多吃什么就像什么"。比如，频繁地吃柔软膨松的面包和蛋糕，体型也会膨胀起来；相反，总吃又硬又紧绷的黑面包和糙米，身体也会变得紧绷。

所以，没有必要清楚地了解食品的卡路里和营养成分，从食品的颜色和形状就能够轻松地判断出食品是属于阴性食品还是阳性食品。你只需要记住"颜色深的食品能温暖身体，颜色浅的食品能使身体变冷"就行了。

根块类蔬菜强化人的"根基"——下半身

"相似理论"的另一个思想是"吃哪儿补哪儿"。吃与身体部位相对应的食物，就能强化该部位。比如眼睛不好就吃鱼眼睛，肝不好就吃羊肝，肾不好就吃动物的腰子，等等。既然下半身是人的根基，那么为了避免根基的弱化，应该多吃根块类蔬菜。

第二章也提过，人的下半身（下腹部）有掌控人的生命力的肾脏、泌尿器官、生殖器和副肾。我举一个容易理解的例子来说明一下"相似理论"，比如山药，山药有增补精力的效果，这自古就为人所知。山药之所以会有这样的功效，就是因为根块类蔬菜能够增强位于人的"根基"（下半身）的脏器的功能。

我们经常可以听到上了年纪的人说，"年纪大了腰腿不灵便"，其实，那不只是因为衰老而引起的肌肉力量的减退，更是因为肾虚造成了下半身脏器的衰竭。现在肾虚病患者或是"肾虚后备军"越来越年轻化，希望年轻人多注意强化下半身，尽早积极地食用根块类蔬菜。

暖地的食物冷身，冷地的食物暖身

我们旅行时，在住宿的饭店和旅馆吃饭，会觉得那里的饭菜非常好吃，但是一旦把这些好吃的当地料理和食材买回家，就觉得没有在当地吃得好吃。

之所以觉得当地料理好吃，不仅仅是因为使用了产地直接运送的新鲜食材，还在于在当地获得的食材，是最适合当地的气候的，是在那个环境里人体最想要的食材。

气候温暖的地域，身体里容易蓄积热量，因此有必要控制体温，使其不至于升得太高，而起到控制作用的就是当地的食物。

食物本身对人体就会产生作用，而为了更好地将这种作用发挥出来，人们下功夫研究了料理方法。比如说，我们平素都说"北方的食物味道咸"，这其实是因为北方人为了抵抗冬天的严寒，不得不多摄取有提高体温作用的盐分。现在，盐背上了"高血压成因"的恶名，被人们讨厌忌讳。但对北方人来说，为了让身体能够与严寒抗争，盐却起到了非常重要的作用。

每一个地方的食物都会对当地人的身体起到不可或缺的作用，这令我认识到了巧妙安排这一切的自然的伟大。当然，人的本能也是不可小觑的。人们也许不懂得营养学，但不管是住在气候寒冷的地方，还是住在气候炎热的地方，人们会活用当地的食材，发展自己独特的饮食文化，这些都会使体质趋向健康的中性化。

中和食物阴阳，享受健康饮食

食物的属性也不是完全绝对的，即使归类为阴性的食物，如果用火进行烹制，加入盐、酱油等盐分，原本的阴性就能得到中和。下面我举一个喜欢喝绿茶的女性的例子，说明一下"中和"作用。

她今年 35 岁，做行政工作，需要整天坐在办公桌前，很少做运动，而且，她还有一个习惯，就是每天都喝很多绿茶。到了 30 多岁，身体开始出现各种各样的症状，如月经不调、生理痛、肩酸、耳鸣等，其中最严重的就是头痛。

她头痛得非常厉害，甚至会产生呕吐现象，去脑神经外科检查，却查不出病因。头痛发作之前，看东西会觉得眼睛发花，所以每到这时，她都会提前吃些头痛药进行预防，这样的生活持续了很长的一段时间。

我一听到她所介绍的情况，就立刻想到了造成这一切的罪魁祸首很可能就是绿茶。风湿和神经痛的患者，都是手凉，他（她）们几乎无一例外地喜欢喝绿茶，每天喝很多杯。她的情况也一样，手凉、喜欢喝绿茶，而且还患有疼痛病——头痛。其实，就绿茶本身来说，里面含有丰富的维他命 C、有抗氧化和杀菌作用的茶酸等多种多样的健康成分，应该说它确实是一种超级健康饮料。但它也有缺点，那就是由于它的原产地是印度，而且还位于印度的南方，本身又是绿色，所以它的缺点就是多喝能使身体变冷。不经常运动、锻炼肌肉的人喝多了绿茶，恐怕会使体温降低，引起疼痛病。

根据阳性、阴性、中性区分食品

阴性食品（寒性食品）	中性食品	阳性食品（暖性食品）
● 绿色、白色、淡蓝色 ● 南方产 ● 柔软、富含水分 ● 叶菜类 ● 白砂糖、醋、化学调料 ● 水、绿茶、咖啡、牛奶、啤酒、兑水威士忌、清凉饮料	● 黄色 ● 北方产的水果 （苹果、葡萄、樱桃、李子、梅子类水果） ● 糙米、黑面包、大豆	● 红、黑、橙色 ● 北方产 ● 硬、水分少 ● 根菜类 ● 盐、酱汤、酱油 ● 红茶、日本酒、红酒、梅酒、热威士忌 ● 动物性食品（肉、蛋、奶酪、鱼、虾、章鱼、贝）

我建议她先暂时停止喝绿茶，而改喝姜红茶。她说："红茶的味道太重，令人头晕，怎么也喝不下。"于是，我让她在绿茶里放上梅肉，滴些酱油再喝。

过了大约一周，她喝绿茶的量逐渐减少。一个月后，她也不用去找医生看头痛病了。梅肉和酱油中的盐分中和了绿茶的"阴性"，她的凉性体质得到了改善。

改变你丰腴的体型、让你精力充沛的"早餐小型节食"

吃完晚饭，一直到第二天早晨的时间里，我们的身体都处于断食状态。所以，早晨起床时，可以说是断食状态的停止。由于断食时停止饮食，消化器官处于休眠状态，排泄器官开始活跃起来。所以，起床后，口中呼出的气体有异味，眼角分泌出眼屎，尿液的颜色也比白天清醒时浓。可以说，早晨是排泄的时间段。虽说如此，早餐是一天的开始，如果什么都不吃，一整天都会没有活力。所以既不能给节食后的身体造成负担，又要摄取必要的水分和糖分，这样早餐就应该喝姜红茶和胡萝卜苹果汁。没有必要强迫自己早餐一定要吃面包和煎蛋，或是米饭加酱汤。姜红茶和胡萝卜苹果汁就足够让身体消化吸收了。

所谓早餐小型节食，就是早中晚慢慢地增加所吃的饭量。早餐是断食后第一顿饭，摄取量最少，晚餐恢复正常的饮食，而午餐就是早餐向晚餐过渡的中间阶段——"间餐"。所以，午餐最好是吃易于消化吸收的，富含蛋白质、脂肪、糖、维他命、矿物质五大营养元素、营养均衡的食物，比如荞麦面就具备这些特点。在吃荞麦面的时候，还需要加一道工序，就是在荞麦面里多放些七香粉、五香粉和葱，以增强其提高体温的效果。实行早餐节食，午餐除了荞麦面以外还可以吃通心粉或其他

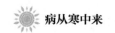

面食，只是最好加上点儿红辣椒。

迄今为止，我收到了很多实行早餐小型节食的人的来信，大家有的说"进行早餐节食后，身体不适的状况开始好转了"；有的说"我瘦了很多"；有的说"身体检查的结果比以前变好了"，喜悦之情跃然纸上。这些功效的产生，都应归于大家在"少食"的基础上，又摄取了能够提高体温的食物。这样，停止造成身体变冷的原因之一的过度饮食，并且平时注意多摄取可使体温升高的姜红茶、七香粉（五香粉）、葱类、红辣椒等，将体内的寒气驱逐出去，那么，由寒而引起的各种症状相应也就一扫而光。

节食后的早餐和作为中间食的午餐过后，消化吸收器官慢慢得到调整，逐渐能够接受正常饮食。晚餐吃什么都可以，只是不可以吃太多。我推荐的是，最好吃清淡点的食品，而不吃油腻、高脂食品，像西餐。

日式饭菜比西餐清淡，西餐过多地使用肉、黄油、奶酪、牛奶等，而日式饭菜很少使用动物性脂肪、蛋白质。人有 32 颗牙齿，其中 20 颗（62.5%）是臼齿，是用来咀嚼谷物的；8 颗（25%）是门齿，是用来吃蔬菜和水果的；剩下的 4 颗（12.5%）是犬齿，才是用来吃肉和鱼的。整个牙齿的自然构造就告诉了我们，不应该吃太多的动物性脂肪和蛋白质。

违背自然的规律对人体是没有益处的，按照各种牙齿的比例，动物性脂肪和蛋白质的摄取量应该控制在食物总摄取量的 10% 多一点儿。

进行早餐小型节食，在晚餐时喝点儿酒是没有问题的，重要的是控制动物脂肪和蛋白质的摄取量，注意不要饮食过量。

"早餐小型节食"一天的食谱

早晨——姜红茶 1 杯～2 杯，或者胡萝卜苹果汁 2 杯，或者姜红茶 1 杯～2 杯 + 胡萝卜苹果汁 1 杯～2 杯。

中午——荞麦面（山药汁、裙带菜、葱等）+ 足量的七香粉和葱或

"早餐小型节食"一天的食谱

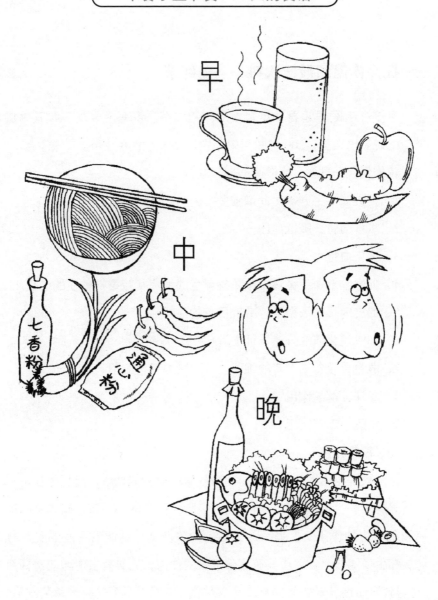

早

中

晚

七香粉美浓

唐辛子

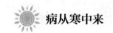

者通心粉、面条 + 足量的红辣椒。

晚上——以清淡为主，吃八分饱。可以喝酒。

三餐间如果肚子饿了的话，可以适量地喝姜红茶。

提高体温的最佳饮料——姜红茶

生姜在中医里起着举足轻重的作用，有"没有生姜就不称其为中药"之说。事实上，200 种医用中药中，75% 都使用生姜。

依据现代药理学，生姜具有以下功效：

1．促进体温上升，由此增强免疫力

2．扩张血管、降低血压

3．溶化血栓

4．促进脑部血液循环，预防抑郁症的发病和减缓抑郁症的症状

5．促进内耳血液循环，减轻目眩的症状

6．加快消化液的分泌，促进消化

7．清除导致食物中毒的细菌，杀死肠内有害细菌

8．发汗、解热作用

9．祛痰、镇咳作用

10．镇痛作用

这还只是粗略地列举一下，生姜就有这么多的功效，而且生姜里还含有姜辣素和生姜油，可以抗氧化，能除去体内的活性氧，起到预防疾病和抗老化的作用。生姜有这么多的功效，真可谓能治百病的灵丹妙药。和生姜同样，红茶也具有高效加温的作用，还具有击退幽门螺杆菌（可导致胃溃疡、胃癌）、O–157 大肠杆菌、霍乱等病毒的强力杀菌作用，二者相结合，就成了威力无比的姜红茶。

所谓的姜红茶，不仅仅是生姜加上红茶，冲泡时别忘了再加上点儿红糖和蜂蜜。

红糖含有丰富的矿物质，能加快新陈代谢，促进血液循环，别名"黑宝石"。蜂蜜古代就被当成药使用，能够促进肠内有益细菌的活动，增强免疫力。这两种物质又都含有优质的糖分，能够在体内迅速转换成能量。加上了红糖或蜂蜜的姜红茶，不仅健康功效超群，而且还非常可口、好喝。不过，如果你患有痔疮或其他忌辛辣的病症，可以尝试着不放或少放姜，只喝放了红糖和蜂蜜的红茶，效果也是不错的。

我听到有人说早餐节食开始后不久，白天经常感到肚子饿。这种现象是很正常的。平时习惯了一日三餐都吃得饱饱的，习惯了不停地往胃里塞东西（这绝对是不健康的），突然进行早餐节食，每天只能吃适量的并且是身体必需的东西，所以才会觉得胃里空空的，这种状态被称为"模拟空腹"。如果必须要压抑自己才能完成一件事，相信这件事你也做不长。

所以白天如果觉得肚子饿，我建议你喝加了红糖或蜂蜜的姜红茶，或是直接吃红糖和蜂蜜，也可以吃巧克力。血糖值上升的话，空腹感也会消失。当然，想让血糖值上升，多少是要花些时间的，所以最理想的做法就是在你感到"肚子饿"之前采取对策，要么喝姜红茶，要么舔一舔黑糖和蜂蜜。

姜红茶的制法

材料：

生姜适量（管装生姜也可）

红茶一茶匙（小袋分装的红茶也可）

红糖或蜂蜜适量

做法：

1．将生姜磨成泥（或使用管装生姜），放入预热好的茶杯里

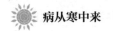

2．将热的红茶注入茶杯中

3．再放入红糖或蜂蜜

生姜、红糖、蜂蜜的量可根据个人口味适当调节。

胡萝卜苹果汁补充足量的维他命、矿物质

到了40多岁，有很多人都因为高血压、糖尿病、痛风、肝脏等疾病而烦恼。这些疾病被称作是生活习惯病。建议这些人可进行早餐节食疗法，早餐喝胡萝卜苹果汁代替姜红茶，或者是两个都喝。

1979年我去瑞士的翰那医院学习。翰那医院因为成功地治愈了来自世界各地的癌症患者以及患有难病奇病的患者而闻名。在翰那医院，诊断时应用的是西医的方法，治疗上则完全是采用自然疗法，如针灸、按摩、冥想等。

治疗的重点是饮食疗法：肉、蛋、牛奶一概不用，吃饭时只吃黑面包、马铃薯、果仁、蔬菜、水果、蜂蜜、岩盐、酸奶等，其中最受重视的是胡萝卜苹果汁。

从针灸开始，这种治疗一点点向中医靠近，加上以胡萝卜苹果汁为核心的饮食疗法，使非常多的疑难杂症患者——被西医放弃的人们——完全恢复了健康。这些事例就发生在眼前，我仍记得当时心底的震惊。

当时的院长 L·伯拉修博士给我讲解时说："胡萝卜苹果汁里含有所有人体必需的维他命和矿物质。"

当时，美国农业部就指出："现代文明人营养过剩，陷入营养失调的状态。"这是指过量摄取蛋白质、脂肪和碳水化合物三大营养元素，而缺乏维他命和矿物质。三大营养元素当然是很必要的，但这些纵然充足，缺乏维他命和矿物质的话，身体就不能进行消化、吸收、利用、燃

烧、排泄等活动。

患营养过剩这种营养失调疾病的人，身体处于一种不平衡的状态，胡萝卜苹果汁可以使这些人的身体恢复到正常的状态。胡萝卜苹果汁的具体做法就像下面介绍的那样很简单。但是，有一点希望你能注意，不要使用搅拌机，而应使用榨汁机。用搅拌机搅拌，最后还会残留食物的纤维不好下咽，而且还影响维他命和矿物质的吸收。

胡萝卜苹果汁

材料：胡萝卜　2根

　　　苹果　　1个

做法：

1．洗净胡萝卜和苹果

2．将胡萝卜和苹果带皮切好，大小适合装入榨汁机即可

3．将切好的胡萝卜和苹果放入榨汁机榨汁，扔掉残渣

其他有助于提高体温、宜经常食用的食材

饮食能转化成血，转化成肉，体温的上升或下降都取决于饮食，它是我们塑造健康的基础。为了大家的身体健康，我给大家介绍几种宜经常食用的食材。

我们的传统食品"咸菜"

时代飞速发展，瞬息万变，令人目不暇接。但在我们的生活里，却总有一些不变的、始终如一地伴随我们左右的东西，比如妈妈做的饭菜、童年的回忆，还比如咸菜。咸菜是我们东方人喜食的一种传统食品。各地都有风味各异的、由各种各样的食材制作而成的特色咸菜。比如梅干，另外还有腌辣椒、咸萝卜干等。作为容易保存、有开胃作用

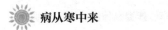

胡萝卜苹果汁和姜红茶的做法

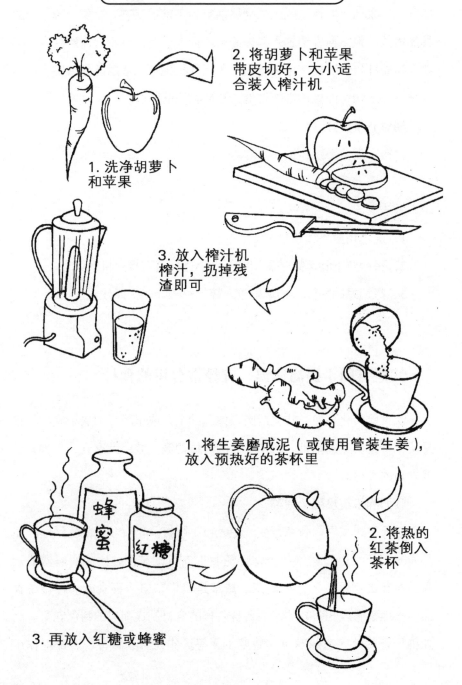

1. 洗净胡萝卜和苹果

2. 将胡萝卜和苹果带皮切好，大小适合装入榨汁机

3. 放入榨汁机榨汁，扔掉残渣即可

1. 将生姜磨成泥（或使用管装生姜），放入预热好的茶杯里

2. 将热的红茶倒入茶杯

3. 再放入红糖或蜂蜜

蜂蜜

红糖

的食品，咸菜一直以来都受到重视。但是，现在"盐分多不利于身体健康"的思想蔓延，很多人虽然喜欢吃咸菜，还是控制自己尽量少吃。其实，正是咸菜中的盐分才能让体温上升，所以，想吃的时候就吃，不必强加控制，只是一次别吃过多就行。相反，如果不想吃，也没有必要非得勉强自己吃。

叶菜类蔬菜本来具有使身体变冷的特性，但制成咸菜后，盐分使这种冷却作用消失，转变成为温暖身体的食品。

化淤血效果明显的葱类蔬菜

韭菜、葱、洋葱、大蒜、辣椒都属于葱类蔬菜。每一种都有自己独特的芳香，光闻味道就会让人产生它能"对什么有效果"的感觉。实际上，葱类蔬菜都有化瘀血和提高体温的作用。

因为它能净化血液，促进血液循环，最后达到使身体变暖。可能有的人觉得它们味道太冲，就不大喜欢，但是如果好好地料理一下，可能会意外地觉得很好吃也不一定。韭菜、葱、洋葱、大蒜、辣椒种类繁多，如果每天都换着样吃，也可按着中、西、日式口味适当调配，就能够一直吃下去而不会觉得腻。

击败肾虚的"根菜类"

胡萝卜、马铃薯、洋葱、萝卜、藕等根菜类蔬菜，是强化人的下半身、预防肾虚的食品。根菜类蔬菜的特点是料理方法多，能做成的菜式也很多，从炖菜、炒菜到汤菜，种类可以千变万化。

根菜类不仅价格便宜，而且保存的时间比较久，对主妇们来说，是不可缺少的食品。请注意在每天的食谱里，一定要加上一道根菜类蔬菜。

每天一道"黏液食品"

由上述所知，根菜类蔬菜有利于预防和改善肾虚。除此之外，像山药、芋头等有黏液的根菜类蔬菜则更是具有增强精力的效果。说起黏液

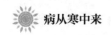

食品，纳豆（是一种以大豆为主要原料的传统发酵食品，其历史悠久，可追溯到冲绳时代，是日本最具有民族特色的食品之一）也可以说是典型的代表，它能改善肠内的环境，抑制致癌物质。

除了山药、芋头、纳豆以外，还有秋葵、国王菜、咸草等都是"黏液食品"。这些食品里面含有食物纤维和蛋白质结合而成的黏蛋白，正是黏蛋白产生了黏液。黏蛋白能够保护黏膜，预防感冒和流感。

此外，酱汤里面的菜和调料经常会用到海藻，海藻也是一种"黏液食品"。它含有岩藻聚糖硫酸酯，能够产生黏液，提高免疫力，降低血压，诱导癌细胞凋亡。

日本料理会频繁地使用山药、纳豆、海藻类等有黏液的食品，所以，如果说多吃日式饭菜有益于身体健康应该也不为过。那么，为了保持和促进身体健康，我们最好在日常饮食里，应尽可能地多吃"黏液食品"。

把超市食品变成"升温"食品的 7 项绝密招数

城市中的大街小巷，不管走到哪里都能看到 24 小时便利店或大小超市。因为饮食和健康密切相关，所以我个人非常希望大家能重视每一顿饭，虽然我也知道这一点做起来非常困难。因为在平时的工作期间，多数只能在外买盒饭，或在公司附近的饭店凑合一顿，只有周末到了，也许才能好好地给自己和家人做顿像样的饭菜。但是，如果我们的健康也到周末才顾得上打理的话，那么大部分时间我们的健康处在荒芜的境地，迟早要向我们亮出红灯。所以，平素我们在外，无论是在买便利店、超市的食物或盒饭时，还是在饭店吃，除了尽可能地加上上面所述食物之外，最好还要留意一下下面几种事项：

秘诀 1　和咸梅干一起吃

大家都知道，酸咸口味的梅干有减缓疲劳的作用，而且梅干中含有很多盐分，能够提高体温，所以吃便当的时候，请不要忘了吃梅干。当地没有梅干的人，可根据以上提供的暖性食品中，选择适合当地的升温辅助小食品，放到你的盒饭里。

秘诀 2　搭配酱汤

酱汤中的盐分能促使体温升高，同时酱汤中放的海藻和朴蕈等有黏液的食品也能被人体很好地吸收。

秘诀 3　喝番茶和封茶（或大麦茶、玄米茶之类）

便利店里出售的饮料五花八门，如果在吃盒饭的时候喝，最好不要选碳酸水和咖啡，而应选番茶和封茶。这些茶能起到温暖身体的作用，而且茶的香味还能让人放松。

很多人在吃盒饭的时候喜欢喝罐装绿茶，前面也提过了，绿茶有冷却身体的作用，很多患有风湿和神经痛的人都是因为喝绿茶过量引起的。

秘诀 4　用管装生姜调味

在便利店或超市，软管装生姜膏一般都放在调味品的货架上。我们可以试着在便当和酱汤里放一点生姜，吃了以后，身体会变得暖洋洋的，疲劳感一下子会减轻许多。

秘诀 5　不爱色拉爱炖菜

很多人都认为"要瘦身就要吃蔬菜色拉"。实际上，生蔬菜会使身体变冷，减缓新陈代谢。常吃色拉，就算摄取的卡路里很低也不会变瘦。所以，从长远来看，色拉不应该出现在瘦身的菜谱上。如果你一定要吃，请撒上盐再吃，这样就能起到中和生蔬冷却身体的作用。吃色拉的时候，最好吃胡萝卜和洋葱之类的根菜类蔬菜。当然，吃根菜类蔬菜的炖菜是最好不过的了。

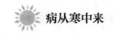

秘诀 6　放上咸菜和泡菜

咸菜中的盐分，泡菜中的辣椒和大蒜，都有非常好的提高体温的效果，而且又能预防感冒，减缓疲劳。对于那些"忙得没有时间做饭，总吃盒饭"的人来说，咸菜和泡菜是最佳的选择。

秘诀 7　一口饭咀嚼 30 次

对于便利店里的快餐，很多人从营养方面考虑提出了各种各样的意见，我则将盒饭里的饭菜"过软"视为问题所在。吃饭的时候，咀嚼东西至少需要 20 千克 ~ 30 千克 /cm^2 的力量。实际上，吃饭完全就是一种肌肉运动。想象一下你正在咀嚼食物，活动活动你的嘴巴，活动一下颚，你就会知道其实不只是下颚在动，耳朵附近、太阳穴、脖子等部位都在动。

咀嚼主要使用 4 块肌肉，包括太阳穴附近的颞肌、脸颊的咬肌，下颚内侧的翼内肌和在翼内肌上面的翼外肌。另外，在嚼东西的时候，一般来说，为了让下颚正常地进行咀嚼，枕颌肌、颌舌骨肌、二腹肌等就会开始运动，但是食物如果太软，就无法用到这些肌肉，直接利用咀嚼肌将食物咀嚼后咽下。

咀嚼动作虽平常，却是不可小觑的。除了刚才提到的 6 块肌肉外，还有将嚼碎的食物与唾液混合、一起送往食道时所要运用的舌内肌和舌外肌，一共 9 块肌肉。吃饭的时候是否用到这些肌肉差别很大，特别是咀嚼用的肌肉，同脊柱起立肌、背肌、下肢肌一样都被称为"抗重力肌"，受到刺激后向脑细胞传递觉醒信号。另外，吃东西时充分咀嚼，容易产生吃饱的感觉，能够防止饮食过量。

近来，很多孩子和年轻人长虎牙、牙齿排列不齐、智齿长得不正，或是干脆不长，这就是总是吃软的食物，颚不发达所造成的。颚不发达，使得口腔没有足够的空间生长 32 颗牙齿。牙齿不整齐不仅影响咬合，通过咀嚼对大脑产生的刺激也会减少。而且，咬合不好可能会引起心焦烦乱、注意力不集中、易疲劳等症状。

解决上述问题最理想的方法是常吃硬的东西并充分咀嚼。便利店的盒饭里没有这样有咬头的东西，所以，在吃盒饭的时候，至少要坚持"每一口饭都嚼 30 次"。而且不只是盒饭，不管吃什么东西最好都留意这样去做。

身体的寒气怎样都无法驱除时的特效饮食

"疲劳感怎么也消除不掉"，"身体状况不大好"，"感冒一直也不好"……一旦出现上面的症状，就说明你的身体变冷了，身体机能随之下降了，这时有必要让身体从内到外重新变暖。下面我介绍几种制作方法简单、温热效果好的饮料。饮料与固体食品不同，它能够很快地被消化吸收，不会给脆弱的内脏造成负担。

能够长期保存的食物中，有几种我想介绍给大家，希望大家每天晚饭时食用。有了它们，大家也不用再依赖昂贵的营养品和各种药品，而只是通过这些饮料以及一日三餐，再加上"早餐节食"，就足以能够保持健康的体魄。

制作过程简单是它们的最大魅力。而且，其中的饮料多数都能减轻感冒初期的症状。

酱油番茶

材料：酱油 小茶匙 1 ~ 2 茶匙

　　　番茶 茶杯 1 杯

做法：

　　1．茶杯中放入酱油

　　2．再在杯中注入热番茶

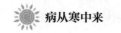

生姜汤

材料：生姜适量（管装生姜膏也可）

　　　蜂蜜、黑糖、洋李脯中任选其一，适量

　　　热水 1 茶杯

做法：

1．生姜磨成泥，放在滤网上，再将滤网架在茶杯上（或者直接将生姜膏挤入茶杯里）

2．注入热水

3．将蜂蜜、黑糖、洋李脯中的一种放入茶杯。

梅酱番茶

材料：梅干 1 个

　　　酱油 1 茶匙

　　　生姜汁适量（管装生姜膏也可）

　　　番茶 1 茶杯

做法：

1．除去梅干的核，将梅肉揉碎

2．加入酱油搅拌

3．加入生姜汁（或管装生姜）

4．注入热番茶

大蒜酒

材料：大蒜 300 克

　　　生姜 60 克

　　　蜂蜜 100 克

　　　柠檬 3 个

　　　烧酒 1.8 升

做法：

1. 剥去大蒜的皮，切掉头部和根部

2. 用蒸笼蒸制 5 分钟去味

3. 去掉柠檬的皮，将柠檬切成圆片

4. 将蒸好的大蒜、切片的柠檬、蜂蜜和烧酒一起放入密封
   容器，置于阴凉处

一个月后将柠檬取出，再放置 3 个月，制作完成

生姜酒

材料：生姜 300 克

柠檬 3 个～ 4 个

冰糖 150 克～ 200 克

烧酒 1.8 升

做法：

1. 生姜洗净，连皮切成薄片；柠檬去皮，切成圆片

2. 将生姜、柠檬、冰糖和烧酒放入密封容器，置于阴凉处

3. 一个月后将柠檬取出，再放置两个月，制作完成

鸡蛋酱油

材料：鸡蛋 1 个

酱油适量

做法：

1. 将蛋黄放入碗中

2. 倒入酱油，酱油的量大约是蛋黄的四分之一到二分之一。
   搅拌后饮用

这种特效饮料是由具有滋补强身作用而著称的鸡蛋，以及极具提高
体温作用的酱油一起制作而成。由于效果特别好，喝多了反而对身体造
成负担，所以不能多喝，大概两天喝一次就可以了。

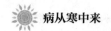

放在冰箱里的保存食品，想吃的时候立刻就可以拿出来吃，非常方便。吃饭不仅是满足口腹之欲，看起来还要赏心悦目，东西摆得满桌，看着就很高兴。而且做好后存放在冰箱里，在"还想再来点儿什么下酒菜"时，是最合适不过了。

酱烧生姜

材料：生姜 100 克

大酱 100 克

做法：

1．生姜切成碎末，放入大酱搅拌

2．将搅拌好的生姜和大酱平摊在厚底锅内侧

3．将火调小，架上铁丝网，把厚底锅放在上面，慢慢烧至有点焦即可

腌咸蒜

材料：大蒜 200 克

酱油适量

做法：

1．大蒜去皮洗净，控干水分

2．将大蒜放入密封容器，加入酱油，一直到酱油中有大蒜的香味即可。

大蒜变软以后，可以取出食用，将腌制好的咸蒜切碎，放在炒饭里吃也很美味。

让你的身体运动起来吧

运动过后或是体力劳动以后，浑身就会发热，这是因为糖、脂肪酸

和氧一起燃烧产生了热量的结果。此外，肌肉内分布的毛细血管不断地收缩扩张，促进全身的血液循环，也能提高体温。

体内热量的马达——肌肉

运动引起的毛细血管的收缩扩张又称为肌肉帮浦（milking action 挤牛奶效果）。实际上只靠心脏将血液推向全身还是很困难的，如果没有肌肉帮浦的辅助，一定会陷入血液循环不良的状态。

血液中的运送氧的红血球直径有 12 微米，而血液的通道——毛细血管也只有 10 微米。这样一看，血管太细了无法让血液通过，只有靠肌肉运动来使血管收缩扩张，一点儿一点儿地将血液挤送过去。也就是说，如果不运动肌肉，就无法使血液循环于全身，全身细胞无法获得新鲜的氧和营养元素，血液中的废弃物也无法排除。

以前的孩子们所玩的游戏，多数都是能让身体动起来的。大人平时走上一两站的距离也是极其平常的事，做家务时，扫除、洗衣服等都是亲自动手去干，而不是使用家电。可是现如今，交通工具高度发达，各种电子游戏机及家用电器的广泛普及，使得我们无论是孩子还是大人在日常生活中锻炼身体的机会急剧减少，仅此就已形成了人们普遍身体易冷、体温下降的环境。可见，导致我们体温下降的，不仅是饮食生活的原因，肌肉运动的减少也是其中的罪魁祸首。

肌肉运动的功能，除了促进血液循环和提高体温，还有以下几点：

1．减轻心脏负担，预防心脏疾病

2．强化骨骼

3．调节体温能力增强，耐寒耐热，不易感冒

4．良性胆固醇增加，预防脑梗塞、心肌梗塞和高血压

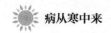

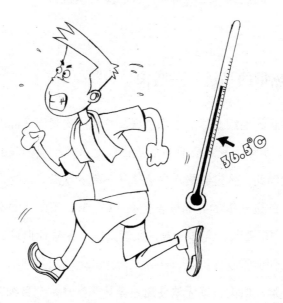

多运动，提高体温

5. 燃烧血液中的脂肪、废弃物

6. 肌肉中新生出毛细血管，血管的阻碍减小，血压下降

7. 体温上升使各脏器机能提高

8. 脑中放射α波（放松时放射的脑电波），并分泌出快感荷尔蒙——因多啡

9. 强化肺部机能

女性更应该加强锻炼

肌肉是发热器官，有促进血液循环的作用。女性中寒性体质较多，多半是由于她们的肌肉比男性少的缘故。而且女性体内脂肪多，脂肪能使身体变冷。由"寒"而引起的病症多种多样，其中具有代表性的是头

痛、肩酸、目眩、耳鸣、倦怠感等亚健康症状。这些症状的产生，多数是由于体温低而造成的。

这些亚健康状态，经常被看作是更年期障碍的症状。这是因为亚健康状态与闭经前后荷尔蒙分泌失衡而引起的更年期障碍症状极像。现在有很多 30 多岁的女性也称自己出现了这样的症状，这只能说明患有体寒症状的女性正在不断增加。

女性的身体本来就容易冷，要是没有好的解决办法，体温会持续下降。在注意饮食和生活习惯的同时，希望女性朋友们能够把锻炼肌肉也当作每日必做的功课。

年轻的时候就养成锻炼身体的好习惯，年纪大了以后也能够一直坚持下去。为了强化骨骼，肌肉运动是必不可少的，如不去给骨骼一些刺激，就算钙补得再多，它也会越来越脆弱，无法再生。女性闭经后，非常容易患骨质疏松症，肌肉运动则能够预防骨质疏松症的发生。

肌肉力量的训练永远不会太迟

随着年龄增长，肌肉的力量慢慢减弱。如尽早坚持肌肉力量的训练，就能够抑制这种情况的发生。而且，上了年纪以后也是可以锻炼身体的。通过训练，过了 60 岁以后也有可能保持年轻时肌肉力量的 80%，如果坚持锻炼到 90 岁，肌肉会比以前更发达。

下面我们看一个"锻炼肌肉可防止衰老"的实例，实例的主人公就是我。我在学生时代时练过举重，平板卧推（仰躺在长凳上，双手握杠铃拉至胸部，向上推举）能推 102.5 公斤，蹲举（扛着杠铃做蹲起）曾打破过 150 公斤的纪录，在九州学生举重大赛中获得冠军。

现在我 57 岁了，平板卧推 100 公斤，蹲举 140 公斤的杠铃没有问

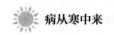

题。现在举的杠铃重量虽多少有些下降，但年轻时是为了参加运动会，每天从早到晚锻炼身体。现在虽然也很注意锻炼，例如平时坚持快走、一步迈两个台阶等，但是每天忙着到医院坐诊、写作和演讲，实际上真正的训练每周只有两天，这也是没有办法的事情。不过即便如此，坚持锻炼的习惯，让我的体力几乎没怎么下降，我现在的体型也和年轻时几乎没有什么区别。

说这个可不是建议大家都去练举重，而且一定要做到平板卧推100公斤，蹲举举起140公斤的杠铃，也不是鼓励大家都把这些数值当作训练的目标。我的目的是，希望中老年朋友能够认识到，虽然我们的肌肉随着年龄的增长而一点点地衰弱下去，但是我们也有很多方法能够在一定程度上阻止肌肉的衰弱。

另外，也希望年轻的朋友时刻铭记着，尽早地进行肌肉力量的训练，能够减缓老化的速度，这已是一个颠扑不破的事实。就拿我的例子来说，我在大学期间打好了训练的基础，锻炼了一副强壮的体魄。大学毕业以后，到现在的30多年间，我坚持训练。虽然说这样的话有点王婆卖瓜的嫌疑，但是正因为这些训练，我现在才没有赘肉，没有老花眼，气力没有衰竭，始终保持健康的状态。

有效地增强肌肉力量的窍门

肌肉力量的训练能促进血液循环，提高体温，预防和治疗各种各样的疾病。"训练"这个词虽然听起来有点吓人，但是，每天需要做的运动量让身心都很愉快就足够了。勉强自己做强度大的运动，肌肉不会发达，而且勉强自己去做的事肯定不会坚持很久。所以，只要每天坚持做适度的运动，在觉得"训练的强度可以适当加强"的时候，稍微增加一点负荷就可以了。

如果全身的肌肉都得到均衡的锻炼，那是最好不过了。不过如果你想有重点地锻炼某个部位的肌肉，我建议你锻炼下半身的肌肉。下半身的肌肉占全身肌肉的70%，很小的运动量就能引起强烈的肌肉帮浦反应，能够非常有效地促进血液循环。腿之所以被称为"第二心脏"，就是这个原因。下半身运动起来后，就能像心脏一样将血液送往全身的细胞。

我如果连续几天日程排得紧，就一边减少饭量，一边积极锻炼下半身，如蹲马步或腿部屈伸运动等。这是为了运动大块肌肉，促进血液循环，快速排出血液中的废弃物。在真正训练的时候，也都是从下半身的运动开始，最后以下半身的运动结束。因为做准备活动时，活动下半身会使全身的肌肉变暖，以便顺畅地运动；运动过后，做整理活动时，活动下半身能够防止导致疲劳的物质的堆积。

肌肉力量的训练，是以下半身为中心。做全身的训练时，应从上半身的运动开始，到下半身的运动结束。这样，则会使血液循环变好，而且不容易积蓄疲劳。

哈佛大学的李博士，以11000人为对象进行了一项调查。调查内容是该大学的毕业生都在做些什么样的运动。调查结果表明，运动量大的人因脑卒中卧病在床的概率很小，而且同样是运动，

日本各年龄层的步数

出自日本厚生劳动省"平均9年度国民营养调查"

		人数	平均步数	标准偏差
全国	总数	10,084	7,696	4,392
	15~19岁	680	8,945	4,673
	20~29岁	1,458	7,927	4,417
	30~39岁	1,357	8,182	4,053
	40~49岁	1,834	8,310	4,174
	50~59岁	1,865	8,457	4,507
	60~69岁	1,549	7,253	4,042
	70岁以上	1,341	4,935	3,862
男	总数	4,542	8,202	4,847
	15~19岁	347	9,127	5,140
	20~29岁	632	8,785	5,054
	30~39岁	606	8,866	4,555
	40~49岁	839	8,443	4,571
	50~59岁	859	8,851	4,997
	60~69岁	725	7,683	4,436
	70岁以上	534	5,436	4,354
女	总数	5,542	7,282	3,931
	15~19岁	333	8,755	4,121
	20~29岁	826	7,270	3,728
	30~39岁	751	7,629	3,501
	40~49岁	995	8,198	3,804
	50~59岁	1,006	8,121	4,011
	60~69岁	824	6,876	3,619
	70岁以上	807	4,604	3,458

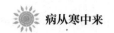

有的运动对健康产生的效果明显，有的却不怎么明显。如打保龄球和做家务的效果就相对要差，而散步、跳舞、骑自行车等，明显效果要好。

散步、跳舞、骑自行车都是以腿部为主角的有氧运动。由此我们更可推断出，下半身的强化程度能够左右全身的健康状况。

帕凡巴伽同是哈佛大学的博士，对 16936 名毕业的男生的运动量做了调查。

最后，他花了 10 年以上的时间进行调查的分析结果表明，通过运动每周消耗 2000 千卡热量的人死亡率低，而其他的人死亡率相对要高。一周消耗 2000 千卡，每天就需要消耗大约 300 千卡。日本厚生劳动省在"21 世纪国民健康增进运动"中把"一日步行一万步以上"作为标准。步行一万步，大约消耗 300 千卡的热量。

步行约 10 分钟，大概能走 1000 步。所以，要想走一万步的话，必须走上 100 分钟。在日常生活当中，30 多岁的人每天大约走 8000 步，60 多岁的人每天也大约能走 7000 步。我们只需要把不足的补上就行了。如果是 70 岁以上高龄的人，每天不需要走一万步。厚生劳动省认为 70 岁以上的男性适合每天走 6700 步，女性走 5900 步。只比平时多走 1300 步就能达到目标。高龄者要走 1300 步，换算成时间大约是 15 分钟，距离是 650 ~ 800 米。这个距离应该能够轻松愉快地完成吧。

简单、有效的肌肉力量训练方法

肌肉力量训练重在坚持，下面我介绍几种安全简单、不需要使用道具的运动。每天可以随心情选择不同的运动方式。

膝盖伸缩运动

1. 两脚张开，比肩稍宽，两手交握于脑后

2．后背伸直，吸气，两腿弯曲

3．吐气，慢慢站直

1～3 的动作为一组（每组做 5 次～ 10 次），做完一组动作后休息 1 分钟，再重复做 3 组～ 5 组相同动作。可以适当增加难度，加大屈膝的角度，增加蹲起的次数。

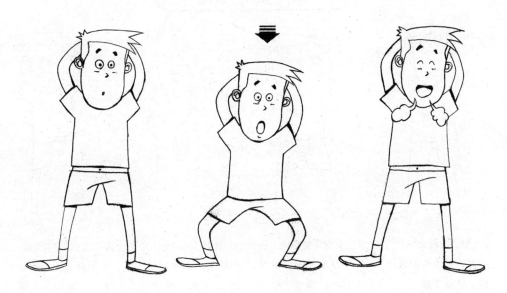

1．两手交握于脑后　　　2．吸气，两腿弯曲　　　3．吐气，慢慢站直

肌肉忍耐力训练

1．两手手指交扣于胸前，用力向两边拉，持续 7 秒

2．手指姿势不变，将双手绕到脑后，继续互相拉，持续 7 秒

3．两手保持 2 的状态不动，腹部用力，持续 7 秒

4．保持 3 的姿势不变，两腿用力 7 秒

5．从 4 的姿势开始，慢慢下蹲，从臀部开始到下肢，用力 7 秒

6．从 5 的姿势开始，身体向上提，脚尖着地，保持这个姿势 7 秒

脚跟升降运动

1．两腿轻轻分开，站立

2．脚跟提起、落下，提起、落下，反复运动

1～2 的动作为一组（5 个～10 个），做完一组动作后休息 1 分钟，再重复 3 组～5 组相同动作。在等电车或公共汽车时就可以轻松地完成该运动。

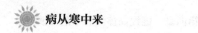
肌肉忍耐力训练

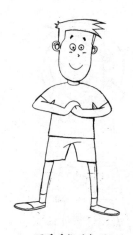 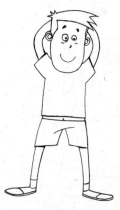 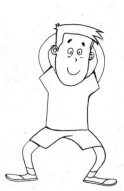 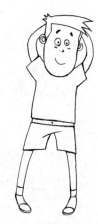

1．两手手指反扣于胸前，用力向两边拉，持续 7 秒

2．手指姿势不变，将双手绕到脑后，继续互相拉，持续 7 秒

3．两手保持 2 的状态不动，腹部用力，持续 7 秒

4．保持 3 的姿势不变，两腿用力 7 秒钟

5．从 4 的姿势开始，慢慢下蹲，从臀部开始到下肢，用力 7 秒

6．从 5 的姿势开始，身体向上提，脚尖着地，保持这个姿势 7 秒

石头、剪子、布运动

1．站立、全身放松

2．胳膊伸直，举至与胸同高

3．右手出石头时，左手出布；右手出布时，左手出石头；两手反复地握紧松开

持续做 30 秒～60 秒。在手握紧和松开的时候，指尖要用力。

洗浴是提高体温最有效的方法

除了吃饭运动以外，还有其他能让体温升高的方法。其中，体温升高效果最明显的就是入浴。洗完澡全身都暖洋洋的，脸上红扑扑的，心情也很放松。

入浴的功效主要有以下几个方面，不过只有浸泡在浴缸里才能达到这种效果，这是淋浴所无法办到的。

1. 温热效果，促进血液循环

2. 温水（38℃～41℃）刺激副交感神经，起到放松身体的效果；热水（42℃）刺激交感神经，使身心活性化

3. 水压刺激血管和淋巴管，使血液和淋巴液的流动更加顺畅

4. 水的浮力能止痛

5. 温热效果使白血球活性化——增强免疫能力

6. 提高血栓融解性，净化血液

你看，入浴有这么多的功效，如果我们认为入浴的作用只是"洗净身体的污垢"，那就太可惜了。泡在浴缸里，不仅可以洗净体外的污垢，还能洗净体内的污垢。入浴能使身心从内到外都焕然一新，既然如此，就让我们重新审视一下入浴的作用吧。

半身浴、手浴和足浴

我推荐一种非常有效的入浴方法——"半身浴"。在浴缸里浸泡10分钟～20分钟，胸口以下全部浸到热水里。开始出的汗有些黏，混合着油脂和盐分，以后再出汗，慢慢就会变得清爽。

由于全身血液循环通畅，大量出汗，体内多余的水分和盐分得以排

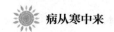
除。下半身充分得到温暖，肾脏和大肠的机能提高，使尿和粪便的排出变得通畅，对顺利排出体内废弃物也很有效。

因感冒不能入浴时，如果想有效地驱除手脚等身体末端的寒气，就可以进行手浴和足浴。在洗脸盆里放入 43℃左右稍热的水，先将手腕或是脚腕浸入水中 15 分钟～20 分钟。虽然只洗手和脚，但不可思议的是，温暖身体末端也能使全身变暖。一位 50 多岁的女性，患风湿 30 多年，手脚的关节都已变得僵硬。我建议她每天早晚进行手浴和足浴，一个月后肘关节可以伸展开了，膝盖和脚腕的疼痛也缓解了。

做手浴时，用洗脸盆中热水散发出来的热气熏脸，能够让脸上的污垢浮出来，之后不要忘了再用温水轻轻地洗脸。建议女性朋友一定要试试这种方法。

盐浴效果更显著

进行手浴和足浴时，在洗脸盆中放入一小撮天然盐能够提高温热效果。我推荐沐浴时使用天然盐，除了天然盐之外，还有下面这些物品也可以做沐浴露用。使用时只需要将它们包裹在纱布里，放入浴缸即可。

不时在浴缸里揉搓纱布，使纱布中物品的成分更好地渗透在水中，效果会更加显著。

大蒜泥（用于消灭痔疮和皮肤的细菌）

干艾蒿（用于止腰痛和膝盖痛）

生姜泥和干燥的萝卜叶（用于治疗目眩、头痛、生理痛）

无花果叶（用于治疗痔疮、失眠）

温水浴和冷水浴结合强壮肌肉

温水和冷水结合的温冷水浴，能够增强肌肉的伸缩运动，促进全身的血液循环。

温冷水浴有很多方法：可以准备两个浴缸，分别放上温水和冷水，每个浴缸里各泡几分钟，交替进行；或是从浴缸里出来之后，反复交替向全身淋温水和冷水。我们一般可能不会在家里准备两个浴缸，所以通常可采取第二种方法，从浴缸里出来后，向全身淋温水和冷水即可。

半身浴、手浴和足浴

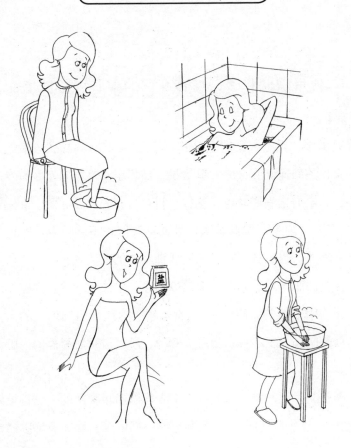

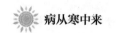

在这里，有两点需要大家注意：

1．不要马上向全身淋冷水。可以开始从脚腕往下淋，慢慢再从膝盖淋下去，然后是下半身，再到全身，不断扩大范围。

2．开始淋冷水时，冷水温度不能太低。最好是比浴缸里的水温低10℃左右，慢慢地再降低冷水的温度。

温冷水浴不仅能使浴后由于出汗而发黏的身体变清爽，同时又能防止浴后身体变冷。但是，不管这样做有多有效，如在深冬洗温冷水浴，确实还是需要一点勇气的。所以，可以选择在夏天开始洗温冷水浴。夏天身体对冷水的抵抗小，按照前面两点注意事项去做的话，就能够轻松地完成并且长期地坚持下去。

使用围腰和暖带温暖身体的中心——肚子

提起围腰，在不久之前还是"中年男性的专用物品"。最近，慢慢地成为女性的新宠。听一个女编辑说，商场里女性内衣专区有专门卖围腰的柜台，里面摆满了颜色、花样、材料各异的围腰。那个女编辑也是围腰爱好者，她说："围腰很薄，外面穿衣服也不会碍事，即使寒冬的夜晚走在外面，也感觉不到有凉气从脚底传上来。"

男性腹部肌肉发达，有"天然的围腰"的作用，防止内脏变冷（中年发胖出现啤酒肚的人除外）。而女性很少有腹部肌肉发达的人，腹部最多的就是脂肪，脂肪容易使身体变冷，所以被脂肪覆盖的内脏会被脂肪冷却。

选围腰的时候，要选以肚脐为中心能够温暖腹部的，而且最好是选"严实的、一直能盖住腰的"，因为肚脐下面的子宫和卵巢等脏器也需要得到温暖。

　　我看到不止一个人在用了围腰以后，大小便变得通畅，体重减轻，月经不调和痛经的状况好转。不需要费力就能取得这么好的效果，希望你也能把温暖身体的围腰当作"日常服"来穿。

　　有一位60多岁的女性，她原本就是寒性体质，到了冬天更会手脚发冷，甚至有时会有疼痛感。到了60岁以后，这种状况更加恶化，其腹部甚至被怀疑出现积水现象，而且原本50公斤的体重也随之增加，她的身高为156公分，而现在体重已达到了60公斤。

　　由于体内过于寒冷，只靠围腰的力量已经解决不了问题。于是，我让她使用围腰时，在腹部和腰部放上暖袋。这样，腹部的寒气消失，手脚也慢慢地暖和起来，能够熟睡了。同时，排尿排便量也增加了，一周内体重很自然地减少了4公斤。从她的例子，我们看到了腹部寒冷能够导致排泄机能的下降，那么反过来看，温暖腹部则能增强排泄机能。

使用围腰温暖身体

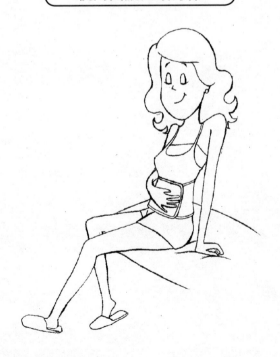

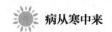

如果你用了围腰，身体状况却依然没有好转，那么可能你的身体已经冷到一定程度了，如果是这样的话，请在腹部和腰部放上暖袋。

第四章小结

选择适合自己体质、身体状况的食材

采用正确的洗浴方法

锻炼下半身的肌肉提高体温

平时可以使用围腰和暖带

第五章

提高体温的终极节食疗法

提高体温改变了我自己的人生!

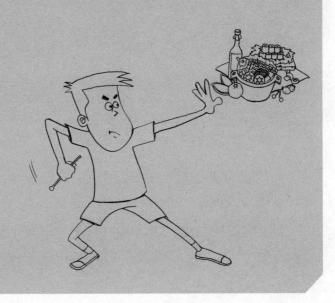

小时候我是一个身体虚弱的"豆芽菜"，而后来却夺得了全九州大学生举重冠军。身体的巨大反差让我深刻体会到提高体温对生命的重要性。

　　无论是我这个曾经和腹痛、腹泻形影不离的豆芽菜，还是翰那医院里得了疑难杂症的患者，再或者是来到诊所的身患各种疾病的病人，这三者之间有两个共同点，一是"西医的治疗没有使病情得到改善"，二是"依靠少食（节食）恢复了健康"。节食是身体内部的革命，通过节食，我们可以排除体内的垃圾，净化血液，提高体温，增强免疫力。所以，请试着少吃一点吧，你一定会得到健康的青睐。

从"豆芽菜"到举重冠军的神奇转变

谁看到我现在的样子都很难相信，年少时期的我会是个虚弱的"豆芽菜"，几乎很少有不感冒的时候，而且动不动就发烧、坏肚子，实在给父母添了很多麻烦。

上初中以后发烧的频率减少了，但上了高中又开始为慢性腹泻而头疼。每次外出都非常不安，担心不知道什么时候就会肚子痛，以至于要经常确认一下厕所的位置。就因为这些事，同学们送了我一个不怎么好听的绰号——石原痢疾。

每次打网球或者遇上学校里搞活动，腹痛和腹泻肯定会发生，大概就是现在所谓的过敏性大肠炎吧。当时这种病别说治愈，甚至都没有具体的名字。我只好用自己做实验，从一般的化学药品到中医的草药，能找到的都试过了，可是这些症状没有一点点改善。正因为如此，自从我进了医科大学的医学部后，我就立下"从根开始让自己变成个健康人"的决心。

我把能称得上"药"的东西都试过一遍之后，却没收到任何效果。于是我决定读一些所谓"民间疗法"的书籍，把自己觉得可以试的东西逐个地试。可以说就是用自己的身体不断地进行人体实验。

其间，我读了东京大学医学部名誉教授二木谦三博士写的《食物和

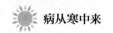

疾病》以及西医的倡导者西胜造先生写的《西式健康读本》等书，从这些书中我知道了"少食有益于健康"、"蔬菜汁能使身体更结实"等观点，于是立刻将其付诸实践。大学二年级的春天，我把以前一顿不落的早餐取消，只食用"卷心菜和苹果汁"。

令人非常惊讶的是，在那之后，我很快就发现身体状况有了好转，身体轻快了许多，大肠的状态也稳定起来。过了一年的时间，困扰我那么久的腹痛和腹泻完全销声匿迹，到现在我 57 岁了竟然一直都没有复发过。

不只是消化系统的状况得到了改善，让我彻底摆脱了"石原痢疾"这一称号，我的体力也明显增强。原来只是为了锻炼肌肉而举杠铃，结果后来竟然在全九州学生杠铃大赛中获得冠军。顺便说一句，那次的纪录是卧推 102.5 公斤、蹲举 150 公斤。

发烧和腹泻是体温降低的典型症状，我当时经常性地发烧腹泻大概就是由于体温低，好像已经低于 36.5℃。但是，通过彻底执行少食的原则，在早上进行节食疗法，并且加强锻炼，现在我的平均体温已经超过36.5℃。

试着少吃一点吧，你就会得到健康的青睐

我在大学毕业以后，进了医院的血液内科。这里有很多患了白血病、再生不良性贫血、恶性淋巴瘤等疾病的患者。当时这些病都很难治愈，我亲眼看到许多病人一个接一个地死去，沉痛之余，越来越让我痛感到西医的局限性，于是逐渐对预防医学产生了兴趣。

因为我觉得治病的最好捷径莫过于让自己的身体不生病，于是我决

心就如何拥有不生病的身体而进行研究。抱着这种想法，我报考了博士研究生课程，研究课题是食物和运动怎样使白血球的免疫功能发生变化。

我并没有让研究仅仅停留在实验室里，还到世界各地去寻找那些关于健康长寿的信息。前苏联的高加索地区（现在为格鲁吉亚共和国）有一个长寿村，当时就已经很有名气了，我曾经去那里调查过他们的饮食生活。在瑞士的翰那医院，我还学到了如何用食物疗法治疗得了疑难杂症的患者。就这样通过实地考察得来的经验，我知道了食物和健康之间千丝万缕的联系。

现在，我在伊豆经营着一家疗养院，那里采用的治疗方法有很多都受到了翰那医院的影响。这家医院是比鲁查·翰那博士于 1897 年设立的，虽然在诊断上采取的是血液检查、拍 X 光照片等西医的手法，但是在治疗上，则完全不用化学药品及化疗的方式，而是采用纯自然疗法。

自从建成以来，医院的饮食中从未出现过肉、鸡蛋、牛奶、黄油之类的东西，有的只是黑面包、土豆、青菜、坚果、豆类、豆芽、水果、蜂蜜、岩盐等，唯一的动物性食品只有"比鲁查穆兹利"（穆兹利是瑞士传统食品），这是一种用搅拌器将酸乳酪和小麦胚芽等混合在一起做成的食物，早餐则是两三杯胡萝卜苹果汁。

除了这些食物疗法之外，还进行针灸、水疗、温热疗法、体操、休闲、精神疗法等自然疗法，已让许许多多的从世界各地来到这里的癌症、风湿患者恢复了健康。

虽然我亲身体会过少食的益处，也从诸多的文献和研究中知道，过多地摄取动物性食品对身体不好，但是亲眼看到这些时还是忍不住很激动，我在这里看到了自己今后前进的方向。

不仅如此，我还在这里遇到了改变我一生的东西，就是"胡萝卜苹果汁"（详细的说明请参考第四章）。比我一直喝的卷心菜苹果汁要好喝

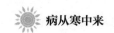

得多，在医院的患者中间也颇受欢迎。我迷上了那种味道，从瑞士回来以后几乎每天早上都要喝胡萝卜苹果汁，结果让我很吃惊，自己比以前更加精神，几乎到了不知疲倦的程度。

后来我自己开了诊所，开始向患者们推荐胡萝卜苹果汁作为早餐，于是患者也不断地恢复健康。这的的确确是件好事，不过来诊所的人却越来越少了，一个人、两个人、三个人……到最后终于门庭冷落，以至于我有一段时间甚至担心会不会真的倒闭。后来证明那只是杞人忧天，不知从什么时候开始，又有人上门了，全靠了那些已经恢复健康的人帮我做的宣传。

无论是我这个曾经和腹痛、腹泻形影不离的"豆芽菜"，还是翰那医院里得了疑难杂症的患者，再或者是来到诊所的身患各种疾病的病人，这三者之间有两个共同点，一是"西医的治疗没有使病情得到改善"，二是"依靠少食（节食）恢复了健康"。

如果您也为各种不明原因的症状而烦恼，或者常年为疾病而痛苦的话，最好不要随便相信各种各样的健康知识，或者充斥街头巷尾的健康食品，先来试试吃少点，也就是试试早餐节食吧。这样，一来让因吃得太多而疲劳不堪的消化系统休息一下，同时也让排泄器官活跃起来，自然就会使体温上升，病情也相应可以得到改善。

为什么我可以三十年如一日地持续工作

切身体会到少吃的好处的我，到40多岁为止，都是早晨只喝两杯胡萝卜苹果汁，进行早餐节食。午餐是浇上山药泥的荞麦面条，晚餐则吃自己喜欢的东西（鱼类、贝类、纳豆、豆腐、米饭、大酱汁），不过只吃八分饱；酒是天天喝的（详细叙述请参考第四章）。自从过了 45 岁以后，经常要在中午休诊的时间里接受杂志采访，或者和编辑见面，连吃荞麦面的时间都没有了，所以就用放了很多红糖的姜红茶（详细叙述请参考第四章）代替午餐。

这样，不知从什么时候开始，每天的午餐都改成了姜红茶，所以现在就过起了一天只吃一顿饭的日子：早上喝两杯胡萝卜苹果汁和一杯姜红茶，中午喝两杯姜红茶，晚上还是自己喜欢的东西吃上八分饱。

您可能觉得这样肯定会使体力下降，但实际上完全没有。即使到现在，每天从东京的诊所回到自己家之后，我都要进行 4000 米长跑，从来没耽误过。上大学时开始练杠铃，现在仍然每周练习两三次。大学毕业到现在已经过了 30 多年，我还能够举起卧推 100 公斤、蹲举 140 公斤的杠铃。

以分计算的紧张行程

我现在已经 57 岁了，不但眼睛没花，100 米用 12.9 秒、400 米用 59 秒就能跑完，而且身高 1.62 米，体重 62 公斤，没有一点赘肉。坐诊的时候，胸肌稍微一动，就会把挂在脖子上的听诊器弹得跳起来。前面已经说过了，我每天只吃一顿饭，而且从来不吃太多的蛋白粉、鸡蛋和鸡肉之类的东西。尽管如此，仍然保持着几乎和学生时代一样的体格和体力。

因为出书和参加电视节目有了那么一点名气，我常常受邀到全国各地去作演讲，此外还有杂志、书籍方面的采访及面谈等很多工作，行程表常常用分来计算。

在这里，不妨向大家介绍一下自己某两个星期的日程安排。

星期六——下午去鹿儿岛，去见从德国回来的表姐并一起吃饭。

星期日——早上 9 点到晚上 6 点作演讲。在此之后，7 点半为止与相关人员共进晚餐。然后，从 8 点半开始到 11 点为止继续进行演讲。

星期一——早上由鹿儿岛出发，经由东京到伊豆，在疗养所一天都为患者诊病。

星期二——中午过后，一直到晚上，在东京进行会谈。深夜返回伊豆。

星期三——上午结束在疗养所的诊病工作，然后去青森。

星期四——在青森的演讲结束后，返回伊豆。

星期五——在诊所（东京）诊病；午休时间与编辑见面。

星期六——结束了在诊所的工作之后，傍晚开始作演讲，然后回到伊豆的自己的住宅。

星期日——疗养所，早上 8 点半开始，作了为时两个半小时的演讲。之后诊病。

星期一——上午在川崎举行演讲，然后去伊豆，下午开始在疗养所诊病。

星期二——一大早赶赴东京，在诊所诊病一天，之后回到伊豆的家里。

星期三——上午去东京，结束演讲后，下午开始和医大的副教授进行会谈。

星期四——诊所的工作结束后，从傍晚开始录制广播节目，之后返回伊豆。

星期五——在诊所诊病，午休时间接受杂志记者的采访。

此外，我的手上还通常会有几本接近交稿期的书稿，所以哪怕只有一点点的时间也要写上几笔。一次，和一个熟悉的编辑闲谈时说到了我的日程表，听得他吓了一跳，对我说："好紧张的时间表啊！经常跑来跑去的，真是太辛苦了！"其实，这样的日程安排对我来说，已经是家常便饭了。

越忙的时候越要少吃，坚持不懈地锻炼肌肉

前面提过的编辑曾经问我："您是怎么做好这么紧张的日程安排的？秘诀是什么？就算您身体再好，也不会仍然坚持一天只吃一顿饭吧？是不是吃得比平时要多？"答案正好相反，觉得日程安排有点紧张的时候，不但仍然坚持一天只吃一顿，甚至比平时吃得更少。

身体之所以会疲劳，是因为体内累积了太多的垃圾。人在摄取食物的时候，不仅会吸收养分，同时还会将制造垃圾的物质也吸收到体内。因此，为了不让垃圾继续增加，就要尽可能地控制这些物质的摄取量，让它们"少进多出"。

此外，多多少少要挤出一些时间，5分钟也好，10分钟也好，总之要活动一下身体。特别注意要让下半身的肌肉得到锻炼，这一点非常重要。在练习杠铃的前后，我都要做一下相扑手们在比赛前都要做的双脚轮流顿地的动作，如果觉得有些疲劳的话，就会多做一些，或者多做一些杠铃蹲举，以此来刺激下半身的肌肉。

有的人可能习惯一累了就躺下来休息，其实越疲劳就越应该积极地活动身体。运动的时候，肌肉里的毛细血管会不断地收缩和扩张，促进全身的血液运行，这样一来，体内所积累的能够引起疲劳的垃圾，可以迅速地被排出体外。

下半身集中了大臀肌、大腿股四头肌、大腿股二头肌等大块的肌

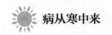

肉，因此即使很少的运动也可以让许多毛细血管进行收缩和扩张，有效地促进血液循环。此外，由于重力作用，体内的垃圾和水分会不断地向下走，女性常常会出现"浮肿"现象，就是因为水分下行，聚集到了下半身。如果经常活动下半身的话，垃圾和水分就不会总是停留在那里，而是更快地被排出体外。

我就是这样，每天用 200% 的力量讴歌生活。自从有幸知道了"少食、早餐节食"自然疗法，并且坚持不懈地锻炼肌肉，使得体温上升，改善了虚弱的体质，最终才可以这样不知疲倦、充满活力地进行工作。

大家也来尝试一下吧，养成良好的生活习惯，让体温上升，让人生更加充满乐趣。

各界名人都知道人生和体温的秘密吗

从伊东车站驱车 20 分钟，抵达车站周边喧闹的温泉街之后，再穿过住宅街就可以看到被称为"伊豆之眸"的一碧湖。我所经营的节食疗养所就在湖的对面。从最北端的北海道，到最南方的冲绳都有人来这里，最近甚至有人从海外过来。

说起节食，很多人都会联想到辛苦的修行，但是在我的疗养所里实行的节食并不是完全不吃不喝，而是在固定的时间里喝胡萝卜苹果汁和没放调料的大酱汤。此外，在各个房间里都放了暖瓶，里面的姜汤和焙制的茶可以随意饮用，觉得肚子饿的话红糖可以随便吃，多少都没有关系。总之不是完全拒绝饮食，而是摄取维持身体机能所需的、最小限度的食物，可以说是绝佳的节食。

来到疗养所的人们，在节食过程中可以做很多事情，比如说去打高尔夫，或者在一碧湖上划船，或者去附近的美术馆，可以精力足够充沛地活动。而且有些人已经来过多次，自然而然就互相熟识了，所以经常能看到他们在大厅或谈话室里谈得不亦乐乎。还有些人是冲着这里的温泉和桑拿来的，因为在里面出了一身汗之后身体会非常轻松。

来疗养所的人有着各种各样的目的，抱着"健康管理也是工作的一部分"的想法来进行节食的人不在少数。他们大多在各自的领域里有所成就，今后仍然要工作在第一线的话，健康的身体必不可少，因此必须得做好保健工作。

到目前为止，很多优秀人士都来过这个疗养所，包括两位原日本首相、厚生省大臣等将近20位历任大臣、国会议员、大学教授、律师，从经济界精英到白领、学生，可谓是人才济济。最近，还有很多医生和他们的家人到疗养所来。

已经年过70，但是仍然以犀利的辩论而牵动日本学术界的著名学者渡部升一老师，也在日常生活中进行了这种简易节食，因而瘦身获得成功。他不仅身体变得轻快了，而且还说自己经过这种节食后，头脑反应越来越清晰敏捷。不只是渡部老师，还有很多人为了减轻体重而来到疗养所，或者在自己家里进行了这种简易节食。

在 IT 企业工作的 H 先生 40 多岁，身高 177 公分，体重 90 公斤，是个身材魁梧的人。因为他在本职工作之余，还担任着大学的兼职讲师的工作，所以工作比较忙碌、紧张，对自己的健康虽说并不是非常担心，但是考虑到年龄，他认为有必要控制一下自己的体重，所以每年都会来疗养所两次，一次待上 10 天左右。他说："节食过程中舌苔会变得很厚，开始吓了一跳，但与之相随的是身体开始慢慢地变得轻快起来，那种感觉真让人有说不出的高兴。"

H 先生来这里一次就成功减掉 5 ~ 7 公斤的体重，感觉身心都焕然一新，应付起日常工作来，就更是得心应手，精力绰绰有余。他的家人

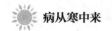

看到 H 先生每次从疗养所回去，都会面貌一新的样子，不由得也开始和他一起前来疗养。

在疗养所里过了一段时间以后，身体里多余的垃圾就会排出体外，免疫机能提高，体温则逐渐上升。如是身体健康的人的话，过上一周这样的生活，平均体温也可以上升 0.3℃ ~ 0.5℃，通常都能达到 36.5℃左右的正常体温。

节食——身体内部的革命

进行了这种简易节食的人都会异口同声地说"身体清爽多了"，"头脑反应比以前要快"。实际上，这就是 36.5℃体温所应有的状态。大家可能会本能地感觉到，让身体保持这种最好的状态，也会给日常的工作带来良好的影响。"控制体温的人可以控制自己的人生"，这么说应该也不为过。

在接受简易节食自然疗法的人当中，有种种不快的症状，以及在现代医学中相当严重的疾病患者，进行了节食自然疗法之后，惊讶地发现自己的症状或者疾病竟然一点点地好转甚至治愈，这让病人自己都非常吃惊。

不少人对我说，"身体能变得这么好真是多亏了您啊"，每次我都会回答说："其实我什么也没做。因为您的身体变健康了，病自然也就好了。健康则不会生病；反之，要想把病治好的话，也只要健康起来就可以。"

那么，为什么简易节食会有如此的健康效果呢？就是因为简易节食可以使体温上升，从而产生以下一些作用：①排出体内的毒素；②净化血液；③体温上升，免疫力提高。下面，我将会对此进行详细的解说。

进行简易节食会让自己"瘦下来"，这种感觉相信大家可以想象得到吧。但是，这种瘦还仅仅是外观上的变化，在身体的内部，会产生更加戏剧性的变化。

排出体内的毒素

节食会让排泄活动更加活跃，大家每天起床时都能体会到这一点。早上一起来，你就会发现眼角有眼屎，而且还会口臭。这是因为人在睡眠时不会吃任何东西，处于一种断食状态，其结果就会导致体内的排泄活动的活跃，让人不由自主地想上厕所，同时也会出现眼屎和口臭的现象。

一说起"排泄"，通常我们就会想起上厕所。实际上不仅如此，排泄活动有很多种。除了大小便之外，还有从五官出来的，如眼屎、口臭、鼻涕、痰、牙龈出血等，还包括从皮肤往外排泄的体臭、汗液，以及湿疹、痔疮、女性的非正常出血等。

进行节食的时候，体内的毒素会不断地从身体各个地方排泄出去。舌苔变厚、变色也是其中的反应之一。如果你对着镜子，伸出舌头做个鬼脸儿的话，可以看到舌头的表面覆盖着一层白色的东西，那就是舌苔。舌苔在中医里是诊断病情的重要依据之一，它的颜色和形状都如实地反映了身体的健康状况。节食的时候，舌苔会从黄色逐渐变色，最后会变成深黑色。

每周周日早上 8 点开始，我都会在疗养所里做两个半小时的演讲。有时我会让大家把舌头伸出来看看，大家才会发现舌苔真的会变黑。"啊！真黑了。你的舌头好黑啊！哇！这位更黑！"如果是对节食已经

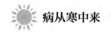

习惯了的人，听到别人这么说通常都会非常高兴，但是刚来这里的人则会显得有点不知所措，甚至惶恐不安。因为他们不知道舌苔变黑的原因。之后，听了我在讲义里关于舌苔的变化的讲解，了解到舌苔变黑是排泄活动活跃后，血液被净化、身体状况好转的过程之一，他们也就放心了。据说在那之后，每天都盼着舌头赶快变黑呢。

之所以所有的排泄活动都会活跃起来，是由于节食的时候停止了食物的摄取，消化吸收器官进入休息状态。人类的脏器是依靠血液运送氧气和养分来进行工作的，如果一天三餐都吃得饱饱的，血液就会向消化器官集中。正如我们之所以吃完饭之后会有困意，就是因为本该送往脑部的血液被赶到了消化器官，用于维持大脑工作的血液变得不足了。当然，排泄器官也同时陷入供血不足的状态，活动也停滞下来。

但是进行节食的时候，平时被送到消化吸收器官的血液减少，排泄器官就相应地得到了充足的血液供应，变得活跃起来，因此出现了舌苔变黑，产生口臭、体臭、眼屎、汗、鼻涕、痰增多的现象，也有出湿疹的症状。平时积存在体内的种种废弃物，会由于排泄器官的"集体出动"而排出体外。

节食过程中舌苔的变化

节食天数	1~2天	3~4天	~5天	~6天	~7天
舌苔的状态	没有变化	有点黑	相当黑	有点黑	正常
空腹感	有	不怎么有	没有	不怎么有	有

净化血液

最近，电视节目和杂志上常常会出现"血液黏稠"这样的字眼儿，指的是中性脂肪、胆固醇等剩余物和尿酸、乳酸等老旧废物过剩的状态。与此相对的就是"清爽的血液"，这是一种理想的血液状态，其指

节食疗法的3个步骤

排出体内毒素

净化血液

提高免疫力

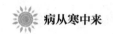

的是中性脂肪、胆固醇、老旧废物等保持在一个恰当值的状态。

中医把血液黏稠叫作瘀血，是指血液流动的停滞，受到了污染的状态。"血液的污染"在西医中是指尿酸、尿素氮、肌酸酐、丙酮酸等废物过剩的状态。

造成血液污染的最大的原因就是摄取了过多的食物。胆固醇、中性脂肪、糖、蛋白质等虽然都是维持身体机能所必需的成分，但是存在过多会引起高血脂病、糖尿病、高脂蛋白血症，并因此而污染血液，诱发各种疾病。此外，吃得过多还会使导致痛风的尿酸以及尿素氮、肌酸酐、丙酮酸、粪臭素、吲哚等有害物质增加，污染血液。节食时减少食物的摄取，可以防止上述物质的增加；同时，随着排泄活动的活跃，还会把这些物质排出体外，起到净化血液的作用。

体温上升，免疫力提高

在日常生活中，为了消化吸收吃到肚子里的众多的食物，血液会向胃肠集中。但是如果停止了食物的摄取，血液就开始向全身输送，促进血液运行，循环起来的新鲜而温暖的血液能够让体温上升，从而燃烧掉血液中的废物。

停止了食物的摄取，身体就会开始消耗存在体内的多余的脂肪和垃圾，不仅如此，健康的细胞为了存活下去，会不断地吃掉癌细胞和其他引发炎症的细胞。免疫力的关键在于白血球，因为它喜欢吞食病毒和病原菌。但是白血球具有在饱腹状态下活动变少的特性，如果进行节食，从而人为地制造的一时性的饥饿状态，它的活动相反就会变得活跃起来。

我还在读博士的时候就曾发现，运动或者洗澡过后，体温处于上升状态，白血球会变得十分活跃。也就是说，在节食中，"由于促进了血液循环而使体温上升"和"让身体陷入饥饿状态"会产生相乘效果，从而更加提高了白血球的活力。这样一来，健康的人会更健康，而为疾病所烦的人则可以战胜疾病。

传统故事和现代科技共同印证的事实

"粗茶淡饭、少食"到底给人体健康带来了多大的好处，下面我就此给大家讲几个小故事，从中你会发现，无论是先人的智慧，还是现代的科学实践，共同点都是证明了"粗茶淡饭、少食"和健康之间有着莫大的联系。这实在是很有意思的事情。

江户时代观相家的至理名言：人的命运在于饮食

在江户时代，有一位著名的观相家叫水野南北。所谓观相，就是从一个人的骨骼、面相、容貌等来推算人的性格和命运。这个水野南北曾经是个十分粗野的人，他自幼父母双亡，很小就学会了喝酒，长大之后只知道喝酒、赌博、打架，甚至进过监狱。

有一天，路边一个算命的人断言说南北"面呈死相"，南北虽说粗野了一些，但也一样惜命，为了摆脱死相就想出家当和尚。寺院主持说可以收留他，但前提条件是，他必须在一年之内不吃米饭，只吃小麦和豆子。于是南北开始靠做苦力生活，并且一直坚持不吃米饭。一年以后，南北再次去那个寺院的路上，又遇见了说他"面呈死相"的算命

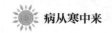

人，他看到南北的脸之后非常吃惊，就问他积了怎样的功德才可以摆脱死相。

在那一年的时间里，南北并没做过什么能够积功德的特别的事，要说和以前的日子有什么不同的话，那就是只吃小麦和豆子。但是，算命的人听了之后却感叹道："节制饮食就是对天地的功德，也才最后导致你改变了面相。"

南北听了算命人的话之后，对看相产生了兴趣。之后他在很多地方工作过，理发馆、澡堂、火葬场等，但是一直没有放弃研究面相和骨相，最终成了一位非常有名的观相家。

看过无数人的面相之后，南北发现一个道理，"人的命运在于饮食"。吉相者暴饮暴食也会运势尽失，反之，凶相者如果可以粗茶淡饭地过日子，也能够时来运转。

"人的运气在于饮食"，这的确是一句富含哲理的话。饮食方式重要得甚至可以控制一个人的运气，左右一个人的人生。所以，南北总是以粗茶淡饭为乐。

来自现代医学现场中的关于"少食威力"的报告

纽约新奈山（Mount Sinai）医大的 R·古罗斯教授在 1985 年做了下面这样一个实验：

找一些小白鼠，让它们吃得饱饱的，然后给它们照射一定数量的放射线，这些小白鼠患癌症的概率是 100%。但是如果只让它们吃五分饱的话，患癌症的概率急剧减少，15 只雄鼠中有 1 只，29 只雌鼠中有 9 只。

关于空腹和疾病的关系，九州大学医学部的久保教授也做过同样的小白鼠实验：

患了 SLE 系统性红斑狼疮（自我免疫疾病）、平均寿命只有 10 个月的小白鼠，如果将其食物中的卡路里量控制在 60% 的话，它们的平均寿命可以延长两倍。

"老鼠和人是不是不太一样啊？"您可能会这样想。请看看美国和西班牙学者的报告：

美国艾默里大学医院的 S·汉姆斯菲尔德博士的实验报告指出：把平均年龄 50 岁的癌症重症患者随机抽取 100 名，分成 A、B 两组，让 A 组的 50 人吃医院里的普通饮食，B 组的 50 人除了普通饮食之外还有汤，汤里添加了很多蛋白质、各种维他命等高级营养素。结果，A 组的患者平均生存天数是 300 天，B 组仅为 75 天。

在西班牙的一个养老院里，对这样两组患者进行了观察：其中一组每天摄取 1800 卡路里热量的食物，另外一组每隔一天节食一次，结果进行节食的一组远比另外一组要长寿很多。

高热量、高蛋白的美食往往是疾病的元凶

肉类、蛋类、牛奶被认为是营养食品的代表，其理论根据是：人类的身体由蛋白质构成，所以必须多摄取一些品质优良的蛋白质。

在日本，直到现在还鼓励大家多吃这类食物。但是在美国，早在 1975 年，这些"营养食品"就已经受到了质疑。在美国，很多人都死于心肌梗塞、癌症、肥胖、脑梗塞等疾病。为此，美国上议院还设立了营养问题特别委员会，美国的医学家对世界各地的营养状态和疾病状态进行了调查。经过两年的时间，他们提出了"dietary goal"（饮食的目标），大概内容是：美国人的饮食中应该有 55% ~ 60% 的碳水化合物，

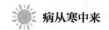

以水果、蔬菜、未去壳的谷物、鸡肉、鱼、脱脂牛奶、植物油等为主要食物，尽量少吃牛奶、肉类、蛋类、黄油、脂肪以及含砂糖较多的食物。

这个营养问题特别委员会的报告中提出的理念概括起来就是"用粗茶淡饭代替精细美食"。在美国曾经每 10 万人有 380 人死于心肌梗塞，但是这个报告提出以后，死亡人数减少到 250 人。包括日本在内的发达国家中，因癌症死亡的人也开始减少。

第五章小结

曾经是"豆芽菜"的我通过节食提高体温，可以三十年如一日地工作

越忙越要少吃，能够减轻疲劳

节食是身体内部的革命，清扫垃圾、净化血液

传统故事和现代科技共同证明了少食的威力

第六章

心灵的温度也可以提高身体的温度

身体蕴藏无限可能！

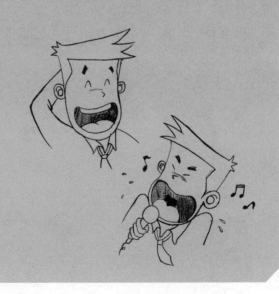

水的状态是由温度决定的，同样，人体的状态也是由我们心灵的温度决定的！生活中，我们要善于付"出"，要把积极向上的心情尽情向外挥洒，这样可以带来心灵的安宁，积极而安宁的心态是身体健康最重的砝码。

"笑"能提高免疫力

冈山县的昴星诊所院长伊丹仁朗医师做过一个实验，他找来年龄20岁~62岁的男女共19人，让他们到曲艺场看表演，在他们大笑过后，测试每个人身体中抗癌细胞——NK细胞——的活性。实验结果表明，19人中有14人体内的NK细胞呈现出活性化。美国的维斯坦·新英格兰大学里也进行了同样的实验：给10名学生分别看搞笑的电影和严肃的电影，测试其前后唾液中IgA（免疫球蛋白）的浓度，结果看过搞笑电影的学生身体中IgA的浓度明显上升。

大家开始注意到"笑"和免疫功能的关系，是因为一个美国记者诺曼·科普斯氏的报道。报道的内容是"笑"的力量能攻克疑难病症——胶原病。他说，病人在看了喜剧电影和搞笑的漫画后，要是能哈哈大笑的话，可以减轻疼痛和各种病症，胶原病慢慢地也会痊愈。

根据诺曼·科普斯氏的亲身体验所写成的书受到了极大的关注，在那以后，对于"笑"和健康关系的研究得到了发展。目前研究得出的结论是，"笑"可以刺激大脑的前脑叶，并使其兴奋。这种刺激会传达到控制人体免疫系统的间脑，然后由间脑分泌具有免疫活性的荷尔蒙，这些荷尔蒙又可以使NK细胞活性化，提高免疫力。

平时生活中，人总免不了会精神紧张。适度的精神紧张能对人的身

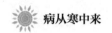

心产生良好的刺激，前面说到的 HSP 就是人体在精神紧张的状态下做出的一种防御，是由精神紧张刺激而产生的。

可是，如果精神过于紧张，不仅会对人的精神造成巨大影响，还会破坏自律神经的平衡，从而对人的生理造成巨大影响。为了缓解精神紧张，提高身体的免疫力，让我们每天都大笑一次吧。

无论是冷笑话还是单口相声，什么样的笑料都行，只要用心去"找乐"，笑料应该是俯拾即是的。即使没有笑料，光是有这样积极的心态，也能够对提高免疫力产生一定的效果。

和"笑"有着同样效果的"唱"

当你大笑过后，或是唱完卡拉 OK 以后，是不是会感到腹肌有些疼呢？笑和唱的时候都会活动腹肌，所以我们会感到肌肉疼痛。通过笑和唱的方法可以心情愉快地运动肌肉，所以请多多欢笑，大声欢唱吧。

大笑和歌唱的功效不只是活动腹肌，由此引起的横隔膜的上下运动，可以起到按摩内脏的作用。受到刺激的内脏，具有了活性，这样我们就能从体内焕发出活力来。位于体内的内脏当然是不可能用手直接来进行按摩的，但是通过笑和唱，我们就能自然地进行按摩了。

还有，当我们笑或唱的时候，呼吸是"呼"多于"吸"的。痛快地歌唱欢笑时，呼吸量是平时的 4 倍，这种充分的"呼气"，可以排除体内的废弃物。同时，随着体温的上升，也可以燃烧掉体内的废弃物。再加上大脑分泌出称为 β - 因多啡和血清素等快感荷尔蒙，也可以消除精神紧张。

人常说"笑门开，幸福来"，看来也可以说"唱起歌，幸福来"。

畅述心曲，保持心灵的安宁

世间森罗万象的根本在于"出"。呼吸是"先呼后吸"，人来到这个世上的第一声啼哭是呼出的第一口气，而生命终结时却是咽下最后一口气。

可是，现代社会似乎更加重视"入"的一面，吃饭经常是吃得过多超过身体所需；好不容易出现了发烧等自然治愈的反应，却要用药物去抑制它，这些都违背了自然的法则。

其实不仅是身体中的垃圾需要排泄、需要"出"，情感的"出"，即宣泄也是非常重要的。但这并不是说让我们大发牢骚或是大发雷霆，这种负面的情绪即使发泄出来，于人于己也是没有一点好处的。

如果对周围的环境永远是忿忿不平，总是抱着不满的情绪的话，慢慢地即使碰到好事也只会往坏处想。那样的话，笑容将会从你的脸上消失，一起唱歌的朋友也会消失，免疫力会不断下降，而且整日闷在家里无法运动身体，体温也会随之下降。

所以，我们要宣泄的情感应该是正面的、积极的情感，可以是感谢的心情、慰劳的心情，也可以是敬意。把积极向上的心情尽情向人挥洒，这是处理好人际关系和社会生活的根本。表现出积极的心态，可以带来心灵的安宁，而心灵的安宁又和身体的健康密切相关，从而达到身心的健康。

成功者都是善于付"出"的人

有很多人因为向别人表示出感谢的心情，而让自己的人生更上一个

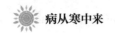

台阶。

平沼起夫先生在冈田一区第三次参选众议院议员，最后当选。之后历任了运输大臣和经济产业大臣。他也是在收到我的信后就马上回信。尽管他在反对修改皇室典范运动以及救助被绑架的人的事件中费尽心力，忙得不可开交，可是对于来信，他都迅速地给予回复，而且每次都是亲笔手写的书信。我收到这样的回信真的是感激万分。

说到亲笔书信，我又想起了前首相细川护熙先生和历任过邮政大臣和建设大臣的中山正晖先生，两位先生也善于写文章，而且也都是马上回信。

他们都是对自身的责任有着非常强烈的认识，对于周围的人和社会都尽职尽责，都是基于自己的信念，把信念以行动表现出来的人。

同时他们的行动也并不是盲目冒进的，平时也一直不忘对与之相关的人给予关怀。也正因为如此，对于收到的信才一定会马上给予回信。这种关怀也是他们心情的一种表现，能做到这些的人，自然会受到大家的喜爱，也才会赢得广大群众的长久的支持。

行动也好，感情也好，只有不断地表现出来，才能成为一流的成功人士，才能一直健康地工作下去，这正是表达的功效。

我不仅对以上诸位先生表示敬意，我自己也开始培养对来信立即回复的习惯，不仅是对工作的伙伴、朋友、熟人、编辑和电视台的工作人员如此，对素未谋面的读者们也是如此。

目前为止我出版的书已经超过 100 册，每天都能收到四五封来自全国各地许多读者的来信。信上的内容有报喜的，说自己"身体变好了"、"病治愈了"等，也有一些很认真地征求意见的信，我都一一进行了答复。现在我还保存着读者的来信，连同我的回信的复印件，已经装满好几个纸箱了。

以前，一位来拍照的编辑看到纸箱里满满的绑成捆的信，觉得很不可思议，惊讶地问我："都是您写的信吗？"这些都是出于对读者的礼貌，还包含了我对他们的感激之情，也是作者理应尽的责任，所以我从未觉得回信是一件痛苦的事。

成功者都是善于付出的人

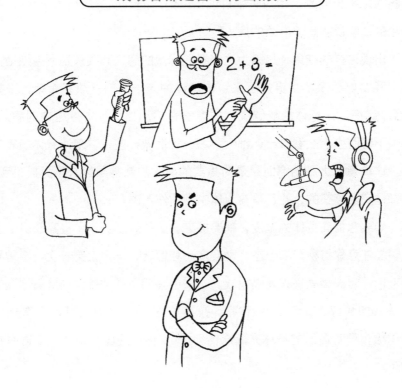

积极健康的精神是身体的顶梁柱

即使患了同样的病，经过治疗后，有的人能渐渐恢复健康，有的人的病情反而越来越恶化。当然每个人的体质和体力不同，出现这种情况也是正常的。但是最近的研究表明，这种治疗后出现的病情的差异，与心理因素有着巨大的关系。

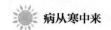

　　美国的匹兹堡大学心理学者桑德拉·李维博士，用了一年的时间对75 名症状几乎相同的乳癌复发患者进行调查研究。在调查时，他发现其间死亡的 6 名患者的性格是"忍耐力强，严守医生的吩咐，不爱问问题"，也就是所谓"听话的病人"；而活下来的 69 人则是"对症状和治疗积极地提出问题，常对医生诉说自己的疼痛，以及症状的变化"，用医生的话来说就是"麻烦的病人"。

　　出现这样的结果，是因为这些看似麻烦的病人其实只是更强烈地拥有"我要好起来，我要好起来"的想法的人，他们不放弃希望，坚持"治疗疾病，让身体恢复健康"的想法毫不动摇。我觉得这样的病人，他们不管医生怎么看自己，都会不顾一切地做一些事，来让身体恢复健康。这种意志力在治疗时是最为重要的。人的精神虽然看不见摸不着，但却是实际存在的，并且是在人体中发挥作用的。

　　如果想提高身体的温度，就要提高心灵的温度。为了提高心灵的温度，要注意保持积极的心态，学会宣泄和倾吐，一天大笑一次，经常和朋友们一起去高高兴兴地唱唱歌。本书中介绍了各种各样的提高体温的方法，如食疗、运动、洗浴等。在实施这些方法的同时，心态一定要积极，请对自己的身体充满感情地说："你已经暖起来了，变得有精神了。"

　　爱惜自己身体，重视自己身体的心情一旦传达出去，身体也一定会给予回应的。

让我们看一下长寿村的秘密

　　高加索地区是世界上有名的长寿者多的地区。它夹在黑海和里海中间，中央的部分从西北向东南横贯着大共和国高加索山脉，山脉的北侧是北高加索，南侧被叫作南高加索。

在南高加索地区有格鲁吉亚共和国、亚美尼亚共和国、阿塞拜疆共和国 3 个国家。格鲁吉亚国内又分为阿布哈兹自治共和国、阿扎尔自治共和国、南奥塞梯自治州。格鲁吉亚位于亚洲和欧洲的中间地域，受到多种文化的影响。

我从医学部毕业后，在血液内科工作了一段时间，看到许多因患白血病、障碍性贫血、恶性淋巴肿大等疑难病症去世的患者，使我逐渐对于西医产生了疑问。于是进入研究生院攻读博士课程，进行了 4 年的研究，研究的题目是"食物和运动使白血球的免疫力如何变化"。我当时对预防医学寄予了极大的关心。

可是，"健康"在英语中说"health"。这个词由"heal"加表示名词的后缀"–th"构成的，原本"heal"有"治疗，治愈"的意思，也就可以说"health"的意思是"身体健康疾病就会治愈"。那么，换言之就是"身体健康就不会生病"。我读博士期间所进行的研究，就是为了找到成为"不病之身"的方法。

并不是谁都可以成为寿星，只有健康不生病的人才行。我对长寿者多的高加索地区非常感兴趣，为了解开长寿的秘密，包括读博士时在内，我分别在 1977 年、1987 年、1988 年、1990 年、1991 年对那里进行了 5 次考察。

除了跟当地的长寿学研究所的教授们不断地进行学术交流，我还对长寿者的身体、生活状态等情况进行了考察，其中与长寿者的"大宴会"给我留下了深刻的印象。

我们一行到访村子时，老寿星们精神抖擞地穿着合身的哥萨克军服出来迎接我们，在握手拥抱后，村长致辞表示欢迎。仪式一结束，就开始在村长家举办"大宴会"。

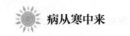
宴会中的食品颇有些独特之处。主食是一种叫作马马利加的玉米面做成的粥和黑面包，主食和副食没有明显区别开来。苹果、葡萄、梨、樱桃、梅子等盛得满满的水果不是饭后甜品，而是饭前吃。

不过最具特色的还是大量食用盐这一点，装着亚美尼亚产的岩盐的壶，是每家餐桌上不可缺少的东西。可以看出，寿星们充分享受着由天然盐带来的体温升高效果和血液净化作用。

这样的大宴会里是少不了酒的，长寿者们痛快地喝着自家产的红葡萄酒，每个人的嘴里都说着"以后请再来这里 100 次"、"为健康干杯"、"为世界干杯"、"为感谢美好的自然干杯"、"为给我们准备好吃的饭菜的女人们干杯"……祝酒词非常多样，而且都是发自肺腑的。对自己周围的一切，包括客人、家人、大自然，充满了感激和热爱的心情，这一切统统都包含在祝酒词里了。

宴会进入高潮，他们随着乐器的演奏唱歌，伴着节奏跳舞。大家喝了很多酒后，就活跃起来，唱着歌跳着舞，当时的酒喝得真是非常痛快。听说寿星们被邀请到婚宴时，会喝一整晚，一直跳到天亮，真是令人惊讶。

当问到寿星们"健康长寿的秘诀"时，他们做了颇有意思的回答：

"从年轻的时候到现在，一直进行着体力劳动。"

"决不隐居，工作到生命最后一刻。"

"有很多朋友。"

"和朋友一起举办宴会或参加宴会。"

"90 岁以上的长寿者组建的合唱团每天都在唱歌。"

"在宴会上，结婚典礼时，痛快地喝酒、唱歌、跳舞。"

也就是说，这些长寿者们，进行辛勤的体力劳动，流出汗水。和众多的朋友一起从心底里发出欢笑，宣泄内心的情感。通过活动腹肌，使内脏得到按摩的同时，一边也排出体内废弃物，通过各种方式释放出情感。看了宴会的情况，连我们也变得兴高采烈起来。我真切地感受到，当人们表露出自己的情感的时候，如果他的情绪是正面、积极的话，会影响到周围的人，使大家都产生幸福的感觉。

在我询问健康长寿的秘诀时，问了他们这样一个问题："你对生活没有不满和不安吗？"其中有一位老人的回答给我的印象最为深刻：

"我非常幸福，没有任何不安和不满。"

心中常常充满感激，充满体贴，这样积极的情感无疑是健康长寿的一个秘诀。

体温是生命的力量

人从诞生那一刻起就有体温。

婴儿通过母亲的产道呱呱坠地时，浑身通红地大哭，相信这是大家都知道的情形。刚出生的、软软的、暖暖的婴儿本身就是生命力。实际上，婴儿时期体温较高，当度过漫长的人生之旅，直到生命终止时体温消失，从这整个过程中，我们也可以看出"体温＝生命"。

另一方面，很多人并不清楚婴儿在诞生的瞬间，体内其实发生了剧烈的变化。婴儿在母体胎内时，是通过和母体相连的脐带，从血液中获取氧气的，也就是说不需要进行呼气和吸气这样所谓的"自力呼吸"，氧气也能自然地进入到体内。我们对平时进行肺呼吸已经习以为常，但婴儿是从脱离母体那一刻才开始肺呼吸的，"呱"的一声，也就是婴儿开始自力呼吸的第一声，是肺呼吸的最初的呼吸声。

转换呼吸方式的这一激烈的瞬间，婴儿通身变为红色。诞生后呼出第一口气时，体温上升。像这样，从出生的瞬间起，人的身体本能地遵

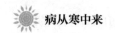

循"呼气——提升体温"的原则。呼气和体温升高，已经与生命难解难分，是一种真正的生命活动。

想健康地生活的人，想治病的人，还有想每一天活得更好的人，请一定遵循这样的原则来生活。虽然是非常简单的法则，只要遵守它，就一定能获得真正的丰富精彩的人生。

以淡泊的心态去承受精神的紧张

即使我们常笑，倾吐感情，进行简易节食，身心都沉浸在提升体温的生活中，可还是无法避免精神紧张和压力。日常生活里，我们多多少少会有各种各样的压力和精神紧张，由于精神过于紧张导致血液循环障碍，因体温降低而病倒的人也有很多。精神紧张才是万病之源的说法在某种意义上来说也有一定的道理。

可是，我希望大家再仔细想一想，精神紧张这种状态一旦出现，就一定会给身体带来危害吗？人体就一定会对精神紧张产生反应，被精神紧张所击败吗？

大家还记得有一种叫 HSP 的抗癌温热疗法吗？（详见第二章）这是一种很好的疗法。它的原理是，先用温热的物体刺激身体，使体内细胞进入紧张状态，然后这种紧张会使细胞（这种场合下是癌细胞）自己产生修复功能的蛋白质。在这里，紧张的存在才能使得细胞进行自我恢复。

不仅是温热疗法可以带来精神紧张，比如，前面所说的人类诞生时，呼吸法的变换对于婴儿的身体就是一种极大的精神紧张。可是，婴儿即使处于紧张状态也没有败下阵来；不仅如此，精神紧张促进婴儿的呼吸，提高婴儿的体温，让婴儿渐渐地长大成人，度过漫长的人生。

日常生活中的精神紧张也是如此。如果是轻微的精神紧张，那么就痛快地把情绪发泄出来，吃一顿可以提高体温的饭，让一切都大而化小，小而化无就好了。有人会想"好不容易过上好生活，却还要忍受精神紧张"，请不要在这样的情况下，对精神紧张产生惧怕心理。和身体的肌肉一样，心灵的"肌肉"也是在"紧张——消除"这样不间断的循环中，渐渐得到锻炼，最终变得坚韧刚强的。

难以承受精神压力和精神过于紧张的读者们，我非常理解您痛苦的心情，可以说你们现在正面临着一个巨大的转折。请一定用真正快乐的心情温暖自己的身体。一旦通过这个考验，您的身体、精神甚至人生都会向一个闪耀的新阶段迈进。这是因为人的身体在经历过精神紧张以后，极有可能完成一次巨大的飞跃。

最重要的是，不惧怕精神紧张，以淡泊的心态承受，再向外痛快地宣泄。只要坚信自己身体的力量和体温的力量，我们一定可以做到"治好病，改变人生"。

第六章小结

用欢笑和歌唱提高心灵免疫力

积极的情绪释放可以给身体减压

美好的健康愿望和信心是疾病痊愈的关键

适当的精神紧张可以让人们更坚强

后记

●●●●●●●●

　　英语里感冒叫作"common cold"，就是说英国人也凭自己的经验本能地感觉到感冒是由"寒"引起的。

　　中药里治疗感冒的良药是由葛根、麻黄、生姜、大枣、桂枝、芍药、甘草等几味暖体的中草药配成的葛根汤。多数情况下，在感冒初期时服用，30分钟后就开始发汗，感冒症状就得到减轻。感冒老是不好的时候服用，会出现发烧、出汗、咳嗽、咳痰等症状，有时还会伴随腹泻、出疹子。通过这些排泄活动，感冒会渐渐治愈。在各种病症中最流行的就是感冒，感冒的俗称为"伤风"，这恰好说明了感冒是指由"风"（寒）给人体带来的"伤"害。而为了治好感冒，要把体内的废弃物、剩余物、水分等排泄出来才行。

　　不只是感冒，困扰现代人的高血脂症、高血糖症（糖尿病）、高尿酸症（痛风）、高盐分症（高血压）、肥胖症等生活中的常见病都是由于我们摄入了过多的脂肪、糖、嘌呤、盐分等，而又不能排泄出来而造成的。

　　西医中过敏症的症状是流眼泪（结膜炎）、流鼻涕（鼻炎）、出现水样痰（气喘）和湿疹（特异性皮炎）等，这些症状都是在排除体内多余

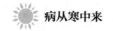

的水分。像这样的疾病在中医里被称为水垢病（水毒病），摄取过多的水分（或无法正常排泄）是其发病原因。

正如"呼吸"（先呼后吸）、"送与取"、"出入口"、"出纳账本"、"出生时发出的第一声哭声和死时咽下最后一口气"一样，宇宙的法则是先有"出"再有"入"，"出"比"入"更为重要。

我反复地讲，所有疾病诸如感冒、抑郁症、高血脂症、糖尿病、痛风、过敏、气喘疾病等，都是由于体内堆积了过多的废弃物，如脂肪、糖、嘌呤、水分等无法排除造成的。

我每天慢跑四五公里，经常出现这样的情况。开始跑时，体温升高并且出汗，再跑一会儿就会有痰出现，接着再跑就开始流鼻涕了。也就是说，体温升高的话，体内所有的排泄器官都会变得活跃起来，排泄机能得到提高。

慢跑、洗浴、桑拿、卡拉 OK、大笑和饮用姜红茶都可以提高体温，让身体出汗。这时体温可以上升 1℃，体温上升 1℃ 的话，相应地免疫力可提高五六倍。因此，为了消除致病因素，排除体内和血液中的废弃物、剩余物和水分等，最重要的是通过上述方法使体温升高。

还有，人的身体有一个特点，就是吸收会阻碍排泄。如果吃得过多，为了消化吃掉的东西，血液都集中在胃和小肠，分配到大肠和肾脏等脏器的血液相对变少，大小便的排泄状况就会恶化。这样就导致体内废弃物、剩余物、水分堆积，身体就会胖起来。相反，如果"少吃"的话，排泄状况良好，血液得到净化，就能够预防和治疗不良生活习惯引发的各种各样的疾病。

俗话说，"要想身体好，吃得八分饱"，通过本书中所述的简易节食方法，可以提高排泄能力，这在治疗和预防疾病方面，也起到非常重要的作用。

另外，事实已经证明，积极向上的情感和行动可以促使大脑分泌出

β – 因多啡和血清素等快感荷尔蒙，增强白血球的 NK 细胞（抗癌细胞）的活性，对许多疾病的预防和改善都很有帮助。所谓积极向上的情感和行动，指的就是为了他人的事竭尽全力、总能看到事物好的一面、积极地思考、对周遭人和事物报以感谢等。

我们知道，如果能和周围的人相处得融洽，我们的人生会更加快乐，收获的东西也越多。

我衷心地期望，所有读了这本书的人都可以抱着积极的心态，积极地行动起来，从而提升体温，度过快乐健康的人生。

石原结实

2006 年 6 月